U0127259

整形外科史話

陳明庭、呂旭彥　著

目錄

傳承醫療人文的精神

■ 邱文達

如同現代台灣史，細數台灣整形外科的發展歷程，既是豐富多元，更是人才輩出。

誠如《整形外科史話》這本書寫的，台灣整形外科史，歸納起來，可以用「兩大系統、三個源流」來形容；兩大系統是指民間醫院和軍方醫院，民間醫院系統包含源自歐美的教會醫院體系，以及源於日本、以臺大醫學院及其附設醫院為首的體系；軍方醫院系統則以國防醫學院、三軍總醫院及臺北榮民總醫院為主，追本溯源來自中國大陸北京協和醫院。

這「兩大系統、三個源流」，在近 50 年間，延展出全台 18 家具備整形外科訓練資格的醫院，訓練、培育了數百名整形外科醫師。

從更深一層來看，系出「多」源，形塑了台灣醫學發展的豐富多元。而這豐富多元，讓台灣的整形外科醫學發展，既融合了各家之長，又激盪出良性競爭，出現了「濟濟人才，各領風騷」的盛況。在《整形外科史話》這本書中，我們看到了醫界前輩的篳路藍縷、整形外科醫師的孜孜矻矻，也因而充分的理解：台灣整形外科醫學的卓越表現，在國際間享有極高的盛譽，其來有自。

以 2015 年 6 月發生的「八仙塵爆事件」為例，塵爆瞬間造成 499 名燒燙傷病患，其中近 300 名燒燙傷患者平均燒傷面積大於 40%，經台灣整形外科醫師「集體總動員」，群策群力，寫下了死亡率 3% 的世界紀錄。台灣整形外科醫術之高超，由此可證。

更難能可貴的是，出版《整形外科史話》的積極目的，是為了傳承醫療人文的精神，期望透過第一手的訪談，忠實記錄台灣整形外科的歷史演變與關鍵人物，及其過程中寶貴師道的傳承、醫學專業的分享，包含了對整形外科史、醫學倫理、醫病關係、醫療與社會，乃至與國家的了解和探索。

記得有這麼一則不少人耳熟能詳，台灣醫界常常津津樂道的專輯報導：2012 年美國國家地理頻道紀錄片《亞洲新視野：台灣醫療奇蹟》，介紹台灣醫療技術在國際間享有盛名，全球前 200 大醫院中，台灣占了 14 家，僅次於美國及德國，排名全球第三，也是亞洲第一。這則報導，是對台灣醫界的莫大肯定與鼓舞。

在撰文為序的靜夜裡，想到這則新聞，既感恩醫界前賢的奠基與教導、感謝同儕的同心與奮發，更期待後輩見賢思齊、戮力以赴，而能「青出於藍更勝於藍」。

（作者為前衛生福利部長、現任臺北醫學大學榮譽教授）

期許共創下一個五十年整形外科榮景——陳建宗

　　整形外科在所有外科次專科中是最慢發展的一門專科，它的發展有其歷史背景，經歷了數位前輩的努力，不僅能在外科界發光發亮，而且更細緻發展成更多的次專科，包括顱顏外科、顯微外科、燙傷、肢體重建以及各類的美容外科。這本書所描述的內容就是在傳達台灣整形外科的發展史，包括了最早期的羅慧夫醫師、陳明庭醫師、蔡裕銓醫師、林秋華醫師等，都是在國外學有專長而把國外所學的技術帶回台灣貢獻國人。

　　台灣這些最早期的整形外科前輩醫師，不僅貢獻所學造福民眾，更思考如何將所學能夠傳遞給後輩。因此又結合當時的精英，例如張寬敏醫師、洪楚琛醫師、張中序醫師及章國崧醫師等人，於三十六年前成立了整形外科醫學會；在當時戒嚴時期，要成立社團法人不是件容易的事情，透過了層層管道才得以克服成立。學會的成立，除了學術交流以外，更擔負了教育傳承的重大任務。之後，整形外科更是開枝散葉，從北到南成立了許多整形外科專科訓練中心，並且建立了完整的整形外科住院醫師訓練計劃、嚴謹的專科考試認證，舉辦了各類國際性的學術研討會，促進國際間的學術交流與提升，而且也成為衛生福利部所認可的二十六個專科之一。

　　因為前輩的努力，從無到有、披荊斬棘、培育後輩，再加上整形外科醫師個人的堅持與耕耘，造就了台灣許多整形外科界的世界級大師，例如魏福全中央研究院院士、陳昱瑞、林幸道、莊垂慶、陳宏基等教授及國策顧問賴春生教授等許多醫師，不勝枚舉而無法一一列出。

本書難能可貴在於耗時兩年多，從南到北訪談各訓練中心學者及會員，收集匯整資料，完整描述台灣整形外科四十年的發展史及各個訓練中心的養成及成長過程，書的內容與所有會員息息相關並緊密結合，讀了本書彷彿進入時光隧道，回味無窮。「歷史是過去傳到將來的回聲，是將來對過去的反應」，藉由此本書來傳遞前輩的奮鬥與傳承精神，來期許所有整形外科界的同仁，大家互相提攜合作，持續技術創新，共同創造下一個五十年整形外科的榮景。

　　（作者為台灣整形外科醫學會第 18 屆理事長）

提供年輕一代瞭解台灣整形外科

——陳明庭

2016 年年底,呂旭彥醫師及簡雄飛醫師碰面閒聊時提起,他們兩人皆為台灣整形外科之第二代,然而時光飛逝,不久之後也得交班給第三代的醫師了,倘若不把整外前輩創會之歷史記錄下來,恐怕會失傳了,於是雙雙來找我,希望我能提供台灣整形外科自開創以來的發展史。然而我只能提供早期發展至今的骨幹,另由編輯專家拜訪各家整形外科之山頭,將這些珍貴的記憶、資訊拼湊整理起來,提供給整外會員及一般民眾追溯及參閱。

雖然歷史僅是一個記憶,既可鑑往知來,並提供年輕一代瞭解台灣整形外科之起源,亦可當作未來進步發展的參考。本書內容期盼是能夠中立公平的交代歷史,不希望對任何人事物有所推斷或評論。

整形外科的起源是來自外觀的美容及功能維持兩個出發點,來達到人生完美的目標,雖然過去老一輩的醫師當時相當反對把美容整形外科歸類在醫療的項目之內,但文明進步到某個程度後,能用醫療的立場來達成人類的審美觀,這樣的目標也並非壞事。過去大型的醫療重建工作,常常不計較美觀;然而現今注入美觀的元素卻非常的重要。

現代化的醫療器材及行醫方式之改變,已經把整形外科的內容完全改變,顯微手術也跟著醫用顯微鏡在進步;內視鏡及3D立體化的手術方式在手術上也更加進步,老醫師們漸漸被新的醫師取代,這是何等可喜的事,我們的目的也是盡量鼓勵新進醫師用更現代化的觀念及方式去改變老舊的醫療生態。

若是此書能帶給年輕醫師一些啟示，這是我們老前輩求之不得的事。本書內容如有任何錯誤或是不足的論述，還請各位多多指教。

（作者為陳明庭血管瘤基金會董事長、臺大整形外科兼任教授）

莫忘初心

呂旭彦

距今超過半世紀前，一位年輕有為的醫師走在路上，對於他看到的景象感到十分震驚：在美國 1940 年代，如果發現新生兒有唇顎裂，也就是我們俗稱的「兔唇」，在襁褓時期便會接受整形外科手術。但在台灣，這位醫生居然看到，有許多成年未接受手術的唇顎裂患者，因為外貌缺損及話說不清楚的緣故，只能做邊緣、勞力等粗重的工作；這位醫師於是向他的神許諾，在有生之年，他將盡一己之力協助這塊土地的人民，不讓外貌成為他們選擇人生道路的險阻。

羅慧夫醫師的故事，相信很多人都耳熟能詳，但不見得每個人都知道。為了達成這一使命，當時已是馬偕醫院院長的他，在 1964 年特地飛回美國，接受為期兩年的整形外科專科訓練。返台之後，羅醫師與林秋華、陳明庭、蔡裕銓等三位醫師，共四個人，開始台灣第一個民營整形外科群。其中，曾在美國接受完整整形外科訓練、經驗豐富的陳明庭教授，正是敝人在國泰醫院的授業恩師。

1976 年，繼羅慧夫醫師離開馬偕醫院之後，陳明庭教授也在同年轉任國泰醫務室主任。1977 年，我正是陳教授收錄國泰的第一位外科住院醫師，也開始了這四十多年的師徒之旅。我之所以選擇整形外科這條道路，除了認為自己足夠耐操，可以勝任整形外科十分繁雜的工作，另一個重要原因，是來自對陳教授醫術的景仰。

不久前，國泰整形外科蒲主任、我們的學生拿了一張合照給我看。他指著其中一位年約 26、27 歲，身穿白袍的女孩，

對我說，她回來找陳明庭醫師，也拜訪我們這些一起照顧過她的人。原來她曾是陳教授的病人，因為患有「巨大有毛痣 (Giant hairy nevus)」，在她十個月大時被帶到國泰醫院求診。當時的她，全身頸背前胸約有 38% 被黑毛痣所覆蓋，如不處置，未來著實令人擔憂。

在切除她的病灶前，會先用組織擴張法擴張她正常的皮膚，再將擴張出來皮膚移轉覆蓋到病灶切除後的傷口上。每年重複同樣的步驟，經過十多次植皮及雷射，最終到她全身的痣剩不到 1%。二十多年的時間倏忽而過。

當初看到這小病人時，陳教授約莫 60 歲，從頭到尾大約八成手術都是他親自執行的，我跟國泰現在的蒲主任負責從旁協助植皮。當時我們都受到陳教授身體力行的感召，待在他身邊，學習如何成為一位兼顧技術跟態度的整形外科醫師，並感受助人的快樂。我們沒想到的是，今年這位女孩再度出現的時候，她也已經成為一位醫師，並告訴我們，因為曾經是受惠於醫師的愛心與治療，發願當個好醫師。

整形外科醫師有很多機會可以鼓舞人心，這也是一份幸福的工作，前提是我們要具備一定的技術跟健全的心態。例如我們有沒有從心底尊敬組織？是不是樂於把自己的時間奉獻給病人？是否全心全意求取新知？當我們手術的時候，是否小心翼翼地執行每一步驟，將併發症發生的機率降到最低，而不是倉卒魯莽下決定？這些都從陳教授言教身教，點點滴滴的傳承了下來。

歷經八仙塵爆 499 位燒燙傷患者事件，有超過三百位醫師不眠不休的投入，大部分民眾開始看見台灣的整形外科界的專業、團結、

奉獻與努力。我們也開始思考，是不是能做一點什麼，把前行者篳路藍縷的身影、他們的核心價值，透過真實的記錄，保存下來，讓更多人知曉，成為整形外科醫師值得驕傲的歷史。

本書的出版，對我個人有三層意義，一是獻給恩師陳明庭教授。自他歸國以來，執業至今已有半世紀，現在他每周平均仍要動 20 台血管畸形的手術。2018 年 10 月更榮獲素有「台灣史懷哲獎」美譽的醫療奉獻獎，表彰他參與創始中華民國整形外科醫學會，設立專科醫師、考試及制度等貢獻。台灣整形外科前 50 年的歷史，影映出老師大半生的功業。

其次是獻給台灣整形外科醫學會 700 多位的夥伴。學會的夥伴長年埋首在繁雜的工作，很少有時間、有機會，來替台灣的整形外科界發聲。這是我們第一次完整地用自己的話，來述說我們的專業跟歷史。這是一個開始，相關的工作往後必定後繼有人接棒！

最後也最重要的是，希望在學的醫學生及剛進入整形外科的醫師後進，瀏覽本書後，從中獲得啟發，有朝一日成為良醫，且莫忘初心。

往後的五十年，這本書能發揮如何的影響，我們無法預知，只知道世代更迭，這樣的保存工作非做不可。正如在五十年前，羅慧夫醫師也並不知道，居然已有 700 多位後起之秀，相繼投入台灣的整形外科行列，如今燒傷顧顏、顯微手術、美容整形，乳房重建都領先全球。而在台灣的學術殿堂中研院中，魏福全院士亦佔有一席。

當時那位年輕有為的外科醫師只知道，要「使用我的雙手，試著在愛中治癒別人，不論是他們殘破的心、靈，或是身體。」

　　沒想到當年蝴蝶翅膀一揮，五十年來居然掀起了這麼大的漣漪。

　　才經歷一年的時間，《整形外科史話》再版了。再版除了內容的增修訂，使之更翔實豐富外，全書的封面、書名副標題，乃至於目錄及各章的扉頁，都重新設計過。封面改以八仙塵爆為主題，副標題同時改為「整外史上最艱難且光榮的一役，八仙塵爆 97% 生還奇蹟的真相」，用新的主題和設計風貌來呈現臺灣整形外科的歷史。

　　如此大膽創新，具有三項重大意義：第一、八仙塵爆 97% 生還奇蹟的世界紀錄，是臺灣整形外科界的「集體光榮」，應該讓更多人知道；第二、不斷創新正是整形外科精益求益的動力，出版這本重要典籍，理應相互呼應；第三、設計風格年輕化，既象徵臺灣整形外科界的世代傳承，也希望吸引更多年輕醫師的閱讀。

（作者為紐約整形外科診所院長、國泰綜合醫院顧問醫師、副教授）

「整形與重建外科」 真正的整形外科

提到整形外科，一般人大概都會聯想到隆乳、削骨、抽脂以及割雙眼皮等，事實上，美容醫學只是整形外科的一小部分。正統整形外科的工作範圍可分為六大範疇，包含先天性缺陷、手外科、一般及美容整形外科、頭頸部外科、燒燙傷與重建顯微手術。也就是說，整形外科涵蓋人體從頭到腳的範圍，從大面積的重建，到最精微的雕琢手術都在其中。

台灣整形外科在此六個領域都有優異發展：先天性缺陷的手術數量為亞洲第一，許多國外醫師紛紛前來台灣拜師學習；手外科斷指再接及重建的技術精湛，手術成功率高達九成以上；一般及美容整形外科手術發展質量並重，例如將腸道移植至喉部重建食道的高難度手術，以及「少奶奶」乳房重建手術，數量為亞洲第一；頭頸部外科領域中口腔癌切除重建的技術高超，涵蓋下頜骨咬合的重建，拯救許多檳榔文化下口腔癌患者的咀嚼功能；深耕多年的燒燙傷專業，則在八仙塵爆事件救治患者的成果上，以不可思議的高存活率，成為各國醫師觀摩研習的典範；重建顯微手術的多項創新技術與高成功率，連美國知名醫院皆派人前來觀摩。

這些項目都是台灣在全世界整形外科中引以為傲的貢獻，而可以歸功於已經有 35 年歷史的整形外科專科醫師訓練計畫。目前全台共有 18 家訓練中心，加上各地整形外科醫師默默的耕耘，帶動了台灣整形外科的發展，使得台灣整形外科的評價得以在世界名列前茅、

聞名全球。

最嚴苛的訓練　淬鍊出最精良的技術

　　二次世界大戰期間，因為醫學和技術的集成、以及醫療需求的提升，整形外科成為一個醫學專科。整形外科的英文 Plastic Surgery，依英文字義而言，是以「塑形」plasty 為核心，藉由形塑身體各種組織、各個器官，達到彌補缺陷、重建機能、美化外觀的效果，進而提升求診人士的生理、家庭、職業、以及社會功能。整形外科醫師必須靈活運用各式儀器設備，並且全力專注於醫療技術的精進，以確保醫療效果能夠全面涵蓋求診人士的身、心、靈。

　　衛生福利部針對整形外科專科醫師甄審，訂定有嚴格的標準，完整的整形外科專科醫師訓練需要連續六年，是修業年限最長的科別之一。歷年來，平均淘汰兩成的甄選者，每屆僅有約二十幾位醫師能夠取得認證。因此，要取得整形外科專科證照可謂是一件極不容易的挑戰。

　　特別是，整形外科涉及的手術種類繁多，且技術和儀器日新月異，為求精進，每每「嚴師出高徒」，還要參加包含從針對單一特定部位或技術的小型會議，到重建美容的大型國際會議，不一而足。在這樣嚴苛的要求下，也形塑出台灣整形外科醫師高標準自我要求的態度。其結果則具體表現在台灣整形外科的六大領域，所有面向盡皆成績斐然，其中更不乏備受國際讚譽的傑出醫療成果。

台灣整形外科史 兩大系統三個源流

台灣整形外科的歷史，歸納起來，可以用「兩大系統、三個源流」來形容。

「台灣整形外科醫學會」創會元老陳明庭既關注台灣整形外科的人才培育，也鑽研台灣整形外科的歷史演進。他認為，台灣整形外科的發展歷史，可區分民間醫院和軍方醫院兩大系統，民間醫院系統以臺大醫學院及其附設醫院為首的體系，溯源於美、日；馬偕醫院等宗教醫院體系則源自於歐美；至於軍方醫院系統則以國防醫學院、三軍總醫院及臺北榮民總醫院為主，其追本溯源來自中國大陸。

軍方醫院整形外科系統源流自中國大陸，最主要靈魂人物是洪楚琛醫師，代表醫院有三軍總醫院和臺北榮民總醫院，因為源起相同，三總與榮總大醫院的醫師多有交流。在洪楚琛後，延續三總整形外科發展的為章國崧以及萬漢雷。臺北、臺中、高雄榮總三家醫院起初隸屬於臺北榮總體制下，後來才各自獨立營運。因此接棒臺北榮總的金毓鴻也同時與楊效誠共同負責建立臺中榮總；高雄榮總則由印志弘以及陳錦時醫師共同建立。

民間醫院整形外科系統的源流，則分別有來自歐美的宣教士和醫師群，以及日本治理台灣期間留下的醫學教育體系。

源自歐美宣教士和醫師群的宗教體系，除了馬偕紀念醫院之外，還有彰化基督教醫院、花蓮門諾醫院及屏東基督教醫院等，雖都各自開創一片令人景仰敬慕的成績，但在整形外科領域，馬偕紀念醫院率風氣之先，在當時的地位更是執牛耳。

馬偕醫院整形外科是台灣歷史最為悠久的民營整形外科；自 1970 年代，在創科元老羅慧夫、陳明庭、蔡裕銓、林秋華以及劉國欽等醫師的努力下，引進國外技術，致力於唇顎裂、燒燙傷等治療，為台灣整形外科界令人敬佩的先行者。

1976 年，羅慧夫離開馬偕醫院，帶領蔡裕銓轉任長庚紀念醫院，擔任創院院長兼整形外科主任，並成立台灣第一個顱顏中心以及顯微手術中心，之後整形外科主任由陳昱瑞、魏福全等人陸續接棒、共同努力，積累龐大動能，長庚體系訓練的醫師開枝散葉，在全台各地發展整形外科，包含有中國醫藥大學的陳宏基、翁昭仁、義大醫院的鄭勝峯以及奇美醫院的楊振等人皆是。

1976 年，陳明庭也離開馬偕，轉任國泰綜合醫院，擔任醫務室主任，他帶領林佐武、呂旭彥以及邱浩遠等人，在國泰建立整形外科基礎制度，首開強調以重建整形技術為根基的美容整形中心。

在 1979 年陳明庭再帶領部分人員赴臺大醫院，訓練湯月碧等人，開啟臺大整形外科專科的發展。陳明庭與林佐武作育英才無數，包括創辦高醫大整形外科的林幸道、成大整形外科的李經維以及慈濟整形外科的簡守信、李俊達都是他的得意門生。

催生這兩大系統、三個源流體系的醫師群，各自努力，分別從國外帶回各種先進醫療技術，再結合台灣醫療的優良傳統，伴隨著台灣的經濟同步快速發展，在這樣良好的時空背景與醫師們的戮力以赴之下，整形外科從原先的一個小小專科，發展到現在國際間令人刮目相看的卓越表現，甚至在部分專業領域，更擁有可與世界頂尖醫療機構並駕齊驅的堅強實力。

台灣整形外科發展　備受國際讚賞

在先天性缺陷這個領域，陳明庭在臺大、國泰醫院內深耕血管瘤、血管畸形治療，累積超過四十年達四萬餘例的豐富經驗，具備非常難得的完整治療流程與策略，是全台灣血管瘤治療的先驅，也因此，舉凡台灣及鄰近國家80%以上的困難案例，都會送到國泰醫院的特別門診來尋求治療。此外，服務於長庚醫院的羅慧夫及陳昱瑞，1981年在長庚成立全東南亞第一個「顱顏中心」。至今，顱顏中心已服務唇顎裂病患達三萬餘例、高難度罕見疾病的先天性顱顏畸形患者達數千例，更是傲視全球。

燒燙傷方面，2015年6月八仙樂園舉辦彩色派對，發生「八仙塵爆事件」，瞬間造成499名燒燙傷病患，其中近300名燒燙傷患者平均燒傷面積大於40%，台灣整形外科醫師「集體總動員」，出動超過300位主治醫師，群策群力共同寫下了死亡率3%的世界紀錄。當時全北區的各大醫學中心都收容了大量病患。由於燒燙傷病患的生理會隨時間快速變化，當時的救治是以分秒為單位在拼搏，而每位主治醫師平均每天需要投入五個小時的時間在一位病患身上，因此所有醫護人員都得不眠不休輪班照護。這場災難，對無數家庭造成震撼性的影響，也讓外界看見台灣醫療的進步與用心。

整形外科平時對處治燒燙傷的訓練嚴格扎實，各醫療機構動員機制與應變措施完善，政府不計成本從國外調度大量的醫材、藥品以及敷料等物資。透過環環相扣的合作，才能締造出如此超乎預期的

成果。前來參觀與支援的外國學者，紛紛感嘆台灣整形外科訓練之嚴謹，堪為典範。

在重建顯微領域，長庚醫院的魏福全院士透過多項創新顯微手術，達到降低截肢機率、恢復傷者肢體功能，完成一萬三千多件案例，在數量上不僅全球聞名，成功率亦高達 98%，甚至包含哈佛、約翰霍普金斯等美國名校，都派醫師來台學習。這些殊為不易的表現，在在贏得國際的讚賞。

面對新世代　整形外科的挑戰與傳承

為了記錄這些珍貴的史料、留下這些傲人的紀錄，我們決定出版這本書。換言之，承續前言，整形外科是「外科進階版」，更絕非坊間一般所謂的「醫美」所能比擬。粗估全台醫美診所的高峰期，業者數曾直逼兩千餘家，這些年來已降到不足一千家，減幅大約五成。醫美的退燒，主要是削價競爭及糾紛日增所致，最根本的原因則是專業不足、良莠不齊。

釐清整形外科與醫美的差異，是本書的消極目的。積極目的則是為了傳承醫療人文的精神，即透過第一手的訪談，忠實記錄台灣整形外科的歷史演變與關鍵人物，及其過程中寶貴師道的傳承、醫學專業的分享，包含了對整形外科史、醫學倫理、醫病關係、醫療與社會乃至與國家的了解和探索。

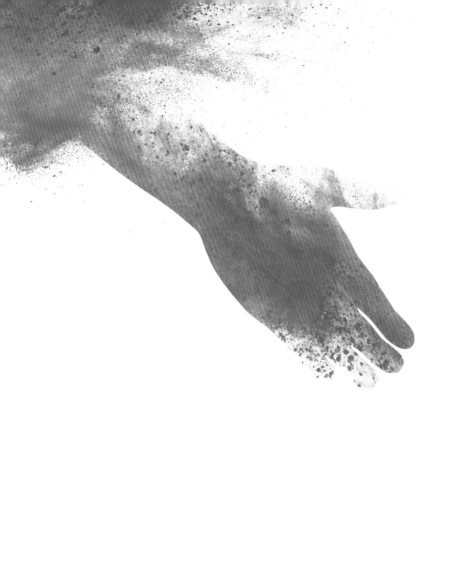

第1章
發展沿革

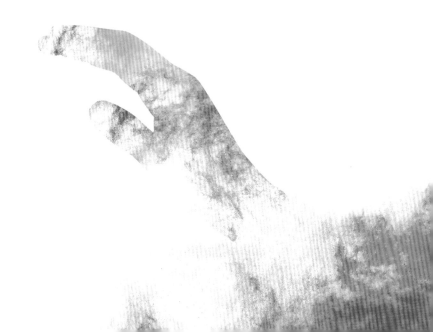

外科起源早，卻沒贏在起跑點上

回顧人類的醫療史，外科的發展可追溯至西元前 17 世紀的亞述帝國（今日伊拉克一帶），在尼尼微人所撰的《漢摩拉比法典》中，有關眼部外科手術的記載，顯示當時或者更早，兩河流域文明就有人施行外科手術了。

在中國歷史上，最出名的外科醫生，首推三國時期的名醫華佗（西元 145 年－208 年）。《三國志》寫道：華佗替人治病，如果病源在體內，針灸服藥罔效，必須動手術割除，他就配製麻沸散，讓病人喝下，病人隨之有如醉死，失去知覺，於是執刀手術。目前所知，華佗是第一位使用麻醉劑的醫生，也被公認為中國的外科鼻祖。

有關華佗行醫，最為膾炙人口的事蹟，莫過於他為關羽「刮骨療毒」。這段故事源於《三國演義》，描述關羽跟曹操麾下將領曹仁交戰時被毒箭射中、必須用刀刮除入骨的劇毒，在刮骨過程中，關羽談笑自若地與馬良下棋。《三國志》中確有關羽「刮骨療毒」的記載，但實際上，當時華佗已被曹操所殺，為關羽操刀者，理應另是他人。

華佗以醫術高超聞名，後世讚人醫術高明，有如華佗再度來到人世，因而有了「華佗再世」的成語。歷史記載，華佗不願意成為曹操隨召隨到的「御醫」，被曹操一怒之下賜死在獄中，也中斷了中國外科手術的發展。

在此同時，西方尚未發現麻醉的方法。一直到了 19 世紀中葉以前，

外科醫師的地位遠不如內科醫師；他們所能做的手術，相當有限，以治療外傷或截肢為主，若要為病人開腸破肚，也只是「死馬當活馬醫」；病人除了多遭受痛苦的折磨，手術的成功率也奇低無比，以致於外科醫師面臨諸多的質疑與打壓。外科史上最重要的進展，始於 19 世紀中葉解剖學體系的日益完備與精確，以及麻醉藥物的發明與應用，透過對人體組織結構的瞭解、能夠為患者麻醉，外科醫生有更充裕的時間完成手術，也讓外科醫學因而具備了與內科醫學並駕齊驅的基礎，並且隨著全球發生幾次大型戰爭的大量醫護需求，更讓後來的外科醫學發展突飛猛進。

在戰爭衝突中急速成長

至於整形外科的發展，除根植於外科醫學基礎之外，更和 20 世紀的幾次世界性衝突與戰爭休戚相關。這包含了第一次世界大戰（1914 年－1918 年）、第二次世界大戰（1939 年－1945 年）、韓戰（1950 年－1953 年），以及越戰（1955 年－1975 年）等戰爭，整形外科從戰場上大量的嚴重傷患中累積了許多重建經驗，也精進了醫療技術。

進入 21 世紀之後，因戰爭所引發的外傷病例減少了，不過，隨著工商業的發展、經濟生活的富裕、交通科技的發達，甚或人際衝突的增加，各種意外事故或人為因素所造成的外傷層出不窮。各大醫院、診所，隨時充斥著意外傷害、車禍事故受傷，甚至鬥毆砍傷的各類患者，其中有不少比例，得借重整形外科的「妙手回春」。

最常碰到的病例之一是，摩托車騎士車禍事故所導致的四肢開放性骨折，需要自由皮瓣或植皮手術，取身體其他部位的組織填補受傷的缺損；在台灣，近幾年發生且令人記憶最深刻的實例，則是高雄氣爆案和八仙塵爆案，各醫院面對突發性的大量燒傷病患，能夠有效因應且即時救治，主要是仰賴整形外科醫療體系救治燒傷的專業技術與動員能力。總而言之，隨著科技的進步與發達，整形外科的重要性可說是與日俱增。

真正的「整形外科」不只是整形

近年來，打著「整形美容」為名的醫美診所紛紛成立，也讓社會大眾誤將「整形外科」與「醫美整形」畫上等號。整形外科與醫美整形產生錯誤對等的連結，可歸咎於現行政策的不完整。因為政府醫師公會成員中，整形外科比例僅佔不到2%，無法排除選票壓力，規範醫美執刀的醫師必須具備整形外科的專科證照，也因此衍生許多醫療糾紛和爭議。

事實上，在行政院衛生福利部所設立的26個專科醫師範疇中，「整形外科」是第18個專科，但並沒有「醫美專科」。衛福部針對整形外科專科醫師甄審，訂定有嚴格的標準，首先要取得外科專科醫師資格，在醫院經過至少三年一般外科訓練（例如急診室、傷口處理、燒燙傷照護、外科手術），並加上在衛福部認可的整形外科專科醫師訓練醫院經過至少三年的整形外科專科訓練後，再有一篇原始論著刊登於台灣整形外科醫學會雜誌才能取得甄審資格，同時還得通

過兩次專科醫師考試，獲得衛生福利部核發的整形外科專科醫師證書後，才算是具備完整的整形外科資歷。在衛生福利部嚴格把關之下，一年僅發出約二十幾張整形外科醫師證照，拿到專科醫師資格後，真正的考驗學習也才開始，必須經過一次又一次臨床的實際經驗，才能充分掌握專業領域內的各種疾病或狀況，尤以更需加上美學的歷練以至爐火純青的境界，方能做好美容整形的案例。

如今，整形外科可說是全台最風光也最熱門的一個科別，然而，回顧台灣整形外科醫學會在 1982 年成立的歷史，卻也經歷過一番萬事起頭難的波折；在諸多前輩的審慎擘劃、奔走努力之下，終於開創出一條大道，到現任的陳錫根理事長，亟待後繼者能夠一棒接續一棒，予以發揚光大。

整形外科專科醫師訓練醫院容量表

編號	醫院名稱	所在地	訓練容量
1	基隆長庚	基隆市	1
2	三軍總醫院	台北市	2
3	馬偕醫院	台北市	2
4	臺大醫院	台北市	3
5	國泰醫院	台北市	1
6	新光醫院	台北市	1
7	臺北市立萬芳醫院	台北市	0
8	臺北榮民總醫院	台北市	2
9	林口長庚	桃園市	4
10	中國附醫	台中市	1
11	臺中榮民總醫院	台中市	1
12	奇美醫院	台南市	1
13	成大醫院	台南市	2
14	高雄長庚	高雄市	1
15	高醫附院	高雄市	2
16	高雄榮民總醫院	高雄市	1
17	義大醫院	高雄市	1
18	慈濟醫院	花蓮縣	1
合計			27 名

來源：衛生福利部公告108年度整形外科專科醫師訓練醫院訓練容額及認定合格名單（108年3月25日公告）

整形外科專科醫院

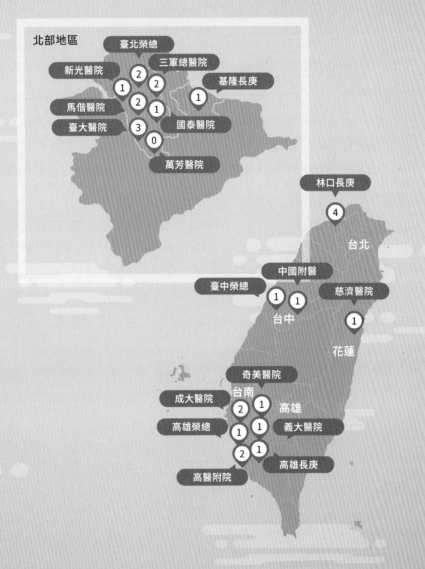

北部地區

臺北榮總

新光醫院   三軍總醫院
②   ②   基隆長庚
①
馬偕醫院   ②   ①   ①
臺大醫院   ③   國泰醫院
⓪
萬芳醫院

林口長庚
④
台北

中國附醫
臺中榮總   慈濟醫院
①   ①
台中   ①
花蓮

奇美醫院
台南
成大醫院   ②   ①   高雄
高雄榮總   ①   ①   義大醫院
②   ①
高醫附院   高雄長庚

來源：衛生福利部公告108年度整形外科專科醫師訓練醫院訓練容額及認定合格名單（108年3月25日）
＊以上為相對位置示意圖，實際地點依據各家醫院官網地址為主。

台灣民間整形外科的起源，馬偕首開先例

1971 年是整形外科重要的年代，不僅台灣，日本也同步踏入整形外科的草創期。整形外科的興起，與戰爭息息相關，三軍總醫院與榮民總醫院自然是台灣最早開始發展整形外科的醫療重鎮。軍醫系統醫院的成立是以保家衛國為目的，以服務具有軍職身份者為主，在整形外科領域的發展，以實務需求較高的重建整形、燒燙傷為主軸，美容整形較少。民間的醫療系統則因應民間多元的需求，另覓出路。台灣民營整形外科的濫觴，是在馬偕紀念醫院。

1959 年 9 月 28 日，羅慧夫應馬偕醫院院長夏禮文（Dr. C.H.Holleman）之聘請，以醫療宣教士身份偕家眷來台，隔年就任馬偕醫院院長。他在美國接受的是一般外科醫師的訓練，來到台灣後，他發現台灣民間沒有發展整形外科，為了台灣的醫療需要，1964 年，羅慧夫再度回到當初他受訓的美國密西根百得歐斯（Butterworth）醫院，為台灣眾多的唇顎裂兒童拜師學藝，向布洛斯馬醫師（Dr. Blocksma）學習唇顎裂整形手術兩年。1966 年羅慧夫返回台灣，馬偕醫院成立台灣第一個「唇顎裂治療中心」。

唇顎裂是先天性顱顏缺陷中一種因發育不良導致的常見疾病。在全民健保開始實施以前，有不少孩子因延誤矯正時機而造成他成長期的困擾與成年後的遺憾。在當年，台灣整體醫療環境還處在相當艱苦的階段。羅慧夫清楚若要讓台灣的醫療更進步，必須有更多專業的醫生。於是他開始規劃專科制度，連結國外整形外科的機構，

送台灣醫師出國深造，比如 1969 年將住院醫師林秋華送到密西根大學等接受整形外科訓練一年等（包括 Dr.Grabb 一年、Dr.Bakamjian 半年以及手外科半年）。

在羅慧夫勤奮不懈的努力下，台灣的唇顎裂治療發展有了起頭，然而當時各種資源不足，孤身奮戰的他，只能且戰且走，難以建立起完善、長期穩定的醫療團隊。直到 1971 年，羅慧夫指示林秋華到紐約拜訪陳明庭後，台灣孤寂的整形外科歷史，終於露出了一線明亮的曙光。

陳明庭是全台第一個在美國接受最長期整形外科訓練的醫師。話說當年，林秋華到紐約拜訪陳明庭，在他眼前的是從 1964 年起受過七年美國醫療扎實訓練的前輩。老實說，要如何說服他放下美國的高薪，回到這座既沒技術也沒資源的故鄉小島，他的心中也沒有把握。

然而，幸運的是，陳明庭心懷故鄉，讓林秋華不辱使命，順利完成任務。

其實促使著陳明庭遠赴國外的動力，就是希望能實踐帶動台灣整形外科風潮的理想。對不計名也不求利的他，服務社會才是他心中最深切的渴望。有感於在美國的訓練已告一個段落，而台灣的整形外科尚如一片蠻荒之地。於是，1971 年陳明庭帶著他豐富的整形外科實戰經驗，回到台灣馬偕醫院，加入羅慧夫的團隊，擔任整形外科永久專任主治醫師。

一位是在美國出生，接受美國外科醫師訓練，加上整形外科專業訓練兩年的醫師——羅慧夫；一位是在台灣出生，赴美接受七年整

形外科訓練的醫師——陳明庭。兩位醫師，一個滿腔熱情助人，一個堅持嚴謹精進，個性迥異的兩人彼此競爭、互相激勵、火花四射。這樣分庭抗禮的競合關係，敦促著雙方各自在專業上不停再創佳績，也撞擊出台灣整形外科發展的新局面。

刀起刀落 馬偕醫院正式成立整形外科

1971 年 8 月馬偕醫院在淡水竹圍分院正式成立整形外科。創辦初始的整形外科有三間開刀房，分別由羅慧夫、陳明庭與林秋華一人一間剪綵、掌理；他們在剪綵後立刻衝進開刀房進行手術，「剛放下剪綵刀立刻拿起手術刀」的斯時斯景，讓陳明庭記憶猶新，創辦之初的刻苦奮發，可見一斑。三人各司其職，互助合作。陳明庭擅長重建美容、羅慧夫擅長唇顎裂手術、林秋華擅長顯微手術，各有天地。

隨著 1973 年到美國 PittsBurgh 進修整形外科的蔡裕銓歸國、1975 年再到日本東京進修顯微手術的林秋華歸國，再加上招收劉國欽擔任總住院醫師，由三人核心小組擴充到堅實的五人團隊，馬偕醫院於是成為全台處理整形外科疑難雜症的首選，榮登最負盛名的整形外科醫院。受訓於馬偕的歐聖運說：「當時真是整形外科的巔峰時代，馬偕醫院外科部有 A、B 兩區開刀房，其中 A 開刀房負責整形外科手術，一半的病床都住著唇顎裂手術的病人！」

馬偕整形外科一創立便獲得如此佳績，其中一個原因要歸功於羅慧夫組織動員的能力，每看診完一個病人後，他就會追蹤病人的情

況。遇到經濟情況有困難的病人，即不收費，這不僅累積了大量的案例與實務經驗，而且也為馬偕贏得好口碑。

馬偕五人團隊針對病人的照護，從開刀、拆線到後期的追蹤治療，都很用心，盡可能提供最專業的醫療服務。回憶那段篳路藍縷的草創時期到門庭若市的情景，陳明庭說：「那時候每天掛號處真是人山人海！」

隨著整形外科組織的逐漸建立，馬偕醫院繁盛的榮景，卻也開始面臨挑戰。慕名而來的病人使得醫院的求診量暴增，原有的中山北路及淡水區段已無法負荷醫院的業務量。於是羅慧夫指派副院長張錦文開始著手規劃新興藍圖，決心覓地再擴建。

張錦文畢業於臺大農學院，因羅慧夫的賞識，受聘為副院長。羅慧夫並協助他負笈美國，留學密西根大學，取得醫務管理博士。1966 年，張錦文出任馬偕醫院副院長，前後服務 14 年。

然而，張錦文擅長的採購運作模式，無法得到董事會的認同。當雙方人馬長期缺乏共識、醫院人事安排與組織成長屢起衝突時，選擇離去或許也是個新的契機。於是，在馬偕 17 年後，剛好長庚、國泰醫院陸續開設，羅慧夫便帶著蔡裕銓、張錦文離開了這片最初他來到台灣的落腳地，轉往長庚醫院。同一時期，陳明庭也因特殊的原因轉往國泰醫院，各自開啟他們在整形外科生涯中的下一個篇章。

時至如今，曾經占據台灣整形外科舞台的馬偕醫院，結束了一枝獨秀的時代。當初高築馬偕醫院整形外科龍頭地位的台柱羅慧夫、陳明庭、林秋華、蔡裕銓，在 1976 年已有三位陸續被挖角他就，也悄悄地為台灣民間整形外科史揭開「三國鼎立」的下一個序幕。

軍方系統淵遠流長　在兵荒馬亂的年代中成長茁壯

與此同時，在軍醫方面，三總、榮總肩負特殊使命，同樣在默默發展整形外科，專注於高壓氧治療、緊急救護等領域，服務許多軍中同袍、退除役官兵，照護國家大部分的軍公教人員，與民間所訓練的專科醫師一起肩負起教學、傳承整形外科的使命，培訓出眾多整形外科的專科醫師。

軍方醫療在整形外科領域的發展甚早，這是因為戰爭必然造成大量人體傷害，隨之產生各種新興的治療方式，諸如第一次、第二次世界大戰及越戰等戰爭，從救治傷患的層面而言，都不約而同地推動了醫學的發展與進步，所以在戰爭帶來災難的同時，也無形中促進了全球醫療觀念與技術的突飛猛進。人類歷史上第一宗隆鼻整形的案例便發生在第一次世界大戰，從患者身上的皮瓣移轉下來進行隆鼻手術，當時手術的醫生一定萬萬料想不到，在不滿一百年後的今天，隆鼻手術正如日中天般地蓬勃發展。

國防醫學體系中的三軍總醫院，是軍方唯一的醫學訓練中心。國防醫學院的歷史可追溯到 1902 年，由袁世凱下令成立；1901 年李鴻章去世，袁世凱接任直隸總督、北洋大臣，他一手創辦的北洋軍醫學堂，以徐華清擔任總辦，聘請日本駐軍醫院的院長陸軍二等軍醫正平賀精次郎為總教習，專門培養北洋陸軍軍醫為目的，最初學生為四十人，從天津附近居民中招募。

北洋軍醫學堂隨著抗日戰爭、國共內戰等各種因素，流徙播遷並

更名，演變成軍醫學校，其中最重要的標誌，是 1947 年遷到上海江灣，隔年學校改組，與軍醫預備團及陸軍衛訓所合併為國防醫學院。對日抗戰時期，軍醫學校在大陸執行許多醫療救助。抗戰勝利以後，英國愛丁堡醫學博士林可勝在上海國防醫學院擔任第一任院長。

　　當時在上海的國防醫學中心即為日後的三軍總醫院，體系包含醫院和醫學院。上海三軍總醫院和北京協和醫院的許多知名老教授，諸如文忠傑、張先林等人，在國共內戰後隨國民政府退守台灣，落腳南門市場，成立陸海空總醫院，是三總在台灣最初的輪廓，直到 1948 年將汀州路的陸軍總醫院改為三軍總醫院，再於 2000 年遷至內湖院區，遷址至內湖國防醫學院區，才完整當今三總的面貌。

洪楚琛首開民間與政府合作的先河

　　1972 年的耶誕節，由榮總的洪楚琛廣邀各方翹楚，於台北國賓飯店召開第一次整形外科醫學會的籌備會，當時台灣整形外科界的五位大老全都出席了，包含代表臺大的張寬敏、代表馬偕的陳明庭，代表榮總的張中序，以及代表三總的章國棟。

　　這五位大老，剛好代表的是日系和美系兩個不同體系整合的實踐。臺大醫院代表的是日本體系，軍方及教會醫院代表的是美國體系。

　　國立臺灣大學醫學院附設醫院，簡稱臺大醫院，於日治初期的 1895 年創建。日治時代，臺大醫院外科部僅分為第一及第二外科。二戰結束之後，日籍教授陸續被遣送回日本。當時的第一外科主任澤田教授委託徐傍興接掌主任職位並受聘為教授。徐傍興是出身自

屏東的客家人，於臺大醫科前身――總督府臺北醫學專門學校畢業後，赴日取得東京帝國大學博士學位，是台灣主權移交後的首任第一外科主任。當時臺大醫師大都是依循此日式教育系統養成的，在日治時代結束後，這樣精神仍持續流傳下來。

軍方醫院受美國體系的影響可以追溯到八國聯軍庚子賠款時，美國將其所拿到的賠款，捐回中國蓋醫學院，訓練醫學人才。因為當時的美國認為，唯有透過文化交流，促進中國與美國雙方的彼此了解，才能真正避免如義和團事件的悲劇再度上演。因此，北京協和醫院的醫師在進修時以派去美國受訓為主，這些受訓的巨頭後來隨著國民政府遷台，輾轉來到三總與榮總，成為台灣日後軍方醫院體系的源頭。

除了軍方外，馬偕醫院、彰化基督教醫院、花蓮門諾醫院、屏東基督教醫院，這些早期成立的教會醫院也大多源自美式的醫學教育系統。

雖然 1972 年的會議已使整形外科團結合作的發展展露一線曙光，但直到實際成立整形外科醫學會前，中間卻又經過了漫漫的十年時光。

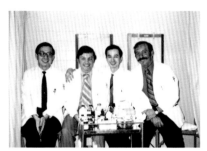

1970 年陳明庭在當 Chief Resident
時和同事在 New York City Albert
Einstein Medical College Hospital
留影。
（由左至右）Dr.Thanu Tittilanonda
（R2）、Dr.Barry Dolick（R1）、
Dr.Ming Ting Chen（CR R3）、
Dr.Sherry Lerner。

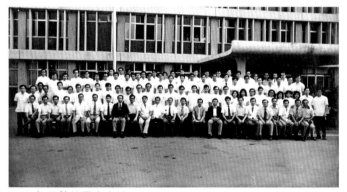

1971 年馬偕竹圍大合照。

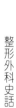

台灣民營醫療蓬勃發展　邁入三國時代

台灣大型醫院主要可分成三個體系，包含軍方、公立以及民營醫院，當時民營的數量甚少，主要民營醫院都為外國人所成立之教會醫院。1976 年底，長庚紀念醫院開幕，兩個月後國泰綜合醫院正式成立。長庚與國泰的開幕，可說是首開民營醫院由企業集團經營之先河。在此時期，民營體系中最致力發展整形外科的正是馬偕、國泰、長庚三間醫院。

由台塑集團王永慶決定開辦的長庚醫院，成立初衷希望以服務中低收入家庭為主；由霖園集團國泰人壽創辦的國泰醫院，院址位在仁愛路台北精華地段，服務對象以中高收入族群為主。這樣的區別，從醫院的命名即可見端倪，「紀念」通常為了緬懷個人、將醫療平民化，在經營上偏向理念型導向；「綜合」則是來者是客，提供服務包羅萬象，經營上著重市場型導向。不論目的，台塑與霖園兩個集團分別投入醫療服務，共同敲開並帶動了新一波台灣私立醫院發展的新局面。

長庚　大刀闊斧台灣醫療改革先驅

在長庚成立之初，國內的公立醫院典範主要只有臺大醫院、三軍總醫院、臺北榮民總醫院以及高雄醫學院附設醫院等醫院。王永慶對於要沿襲臺大系統還是軍醫系統一度非常猶豫，曾想邀約臺大的

邱仕榮或軍醫系統的盧光舜出任院長。為了解惑，王永慶移樽就教於當時的馬偕醫院行政副院長張錦文。

　　張錦文個性海派，善於言辭。大學時期，甚至有朋友形容他的嘴就像金門、馬祖砲彈一樣，「碰碰碰的──」，擲地有聲，也因此有了「金馬」這個特殊的綽號。大學畢業後，他留美學習醫療管理技術，除了馬偕醫院擴建之外，他在 1974 年至 2000 年期間擔任籌建顧問所建設的醫院有台北及林口長庚紀念醫院、台南成功大學附設醫院、台北新光吳火獅紀念醫院、台北書田醫院、高雄義大醫院、馬來西亞 Mahlota Medical Center、馬拉威姆祖祖中央醫院、中國上海東方肝膽外科醫院等。

　　當難以決策的王永慶向張錦文詢問究竟應由誰來出掌院長時，張錦文二話不說便推薦自己的好兄弟羅慧夫。有鑑於當時臺大醫院與軍醫系統之間的競爭，剛要起步的長庚更希望能保有獨立運作系統的空間；且此時羅慧夫與張錦文正處在馬偕核心權力鬥爭的漩渦之中，羅慧夫已經不是院長，所有理想可發揮的空間已大不如前，於是羅慧夫欣然同意接任長庚醫院院長一職。因此，長庚整形外科自然在長庚醫院成立的第一天起即同時誕生，並擁有可大力發展的堅實支援與後盾。

　　張錦文憑藉在馬偕與美國醫院管理的經驗，懷抱著滿腔的熱血投入長庚的創建。他獨具慧眼，分析並提議將門診與住院分設在市區與郊區，將可達到醫院效益的極大化，於是他建議王永慶，買下敦化北路現址與規模高達五百多甲的林口建地，為長庚醫院建構扎實的硬體基礎。硬體到位的同時，他往返台美多趟，就為了延聘國外

名醫來台。克勤克儉的王永慶，平時出國多搭乘經濟艙，但為了禮賢下士，一律讓這些名醫搭乘頭等艙，充分展現長庚的誠意。而這些努力，也讓長庚從開幕的第一天起，即以突破性的新醫院、新醫師格局轟動全台。

一如張錦文「金馬」利刃的綽號，他在醫療產業不停開疆闢土。然而，刀能助人亦能傷人，這把磨的太銳利的刀子，在張錦文來到長庚的兩年後，終究回頭傷到他自己。由於種種管理意見的齟齬，讓他不得不在長庚聲勢持續看漲時黯然離去。然而當初張錦文一手擘劃的規矩制度，仍是帶領長庚躍身為國際級醫院的一塊重要基石。

國泰 在困境中逆勢成長的小樹苗

同一時期，1977 年 2 月 15 日，霖園關係企業本著「關懷社會，回饋社會」的精神，創辦國泰綜合醫院。因與臺大醫學院及臺大醫院取得建教合作關係，延聘陳炯明等多名臺大優秀醫師前來，而在創立之初便奠下良好的基礎。

國泰醫院創院院長陳炯明，原在臺大醫院擔任教授，更是深耕心臟臨床治療與教學研究多年的佼佼者。不過個性崇尚簡單的他，從未涉足管理階層，更無開創醫院的前例可循，突然得知要接任國泰醫院的創院院長，勝任由民間創辦醫院的史無前例創舉，讓做事情要相當有把握的陳炯明猶豫不決。他曾說：「我都是簡單的一步步走，踏下的每一步都是我看得到。」由助理醫師、住院醫師到主治醫師，從講師、副教授到教授，陳炯明都是一步步有把握的走，所

以接到這樣的重責大任，對他來說可說用「跳」的，跳至另一個陌生的層次與領域。

最後陳炯明深受國泰回饋社會的精神所動容，並在蔡辰男董事長熱誠邀請與眾人支持下，陳炯明決定「接受挑戰，一直向前」，1975 年於臺大退休，捐出所有退休金設立獎學金，並開始全力推展國泰醫院的創建，國泰綜合醫院於 1977 年 2 月 15 日正式開幕。

國泰整形外科發展的起頭是 1976 年，當時陳明庭醫師從馬偕醫院轉到國泰擔任醫務室主任。陳明庭是全台第一個在美國接受最長期整形外科訓練的醫師，他在美國期間共經過七年的訓練，也在馬偕醫院擔任了五年的主治醫師，累積豐富的實務經驗，他從零開始一手設立整個整形外科，包含器械、設備的運用，為國泰設立了一套完整的整形外科配置規劃。第一屆的受訓整形外科醫師為林佐武醫師，後續還有外院來受訓的蔡國陞醫師跟許義郎醫師。首屆的住院醫師為呂旭彥與邱浩遠，當時國泰的主力科目有兩個，一個是整形外科，一個是心臟外科，訓練可謂非常嚴謹也非常密集。

高瞻遠矚，及早因應顯微手術發展趨勢

在緊湊忙碌的外科生活中，國泰仍不忘昂首闊步地走在時代的浪潮前。1979 年，陳明庭要求外科部將顯微手術列入重點項目，在蔡辰男董事長與陳炯明院長的大力支持下，國泰耗資數百萬元添購顯微設備，並延請徐外科醫院的夏立雲醫師，前來示範顯微手術的技巧。夏立雲師承顯微手術的先驅蔡智民醫師，蔡智民後來赴美

發展，為知名的顯微手術專家，現服務於肯塔基州路易斯維爾大學（University of Louisville）。

如果說解剖學、麻醉學理論是 19 世紀加速大外科發展的重要動能，那麼 20 世紀推動整形外科發展最重要的動能則非發展「顯微手術」莫屬了。在器械的進步以及顯微手術實驗室相繼成立的根基上，顯微手術的發展與影響，如風暴一般席捲外科醫療，從切除、修復到重建，其中，整形外科亦不斷加速超越過往，發展出造福無數人群的斷指重接、肢體重建、頭頸部癌症重建、皮瓣手術、乳房重建等精湛顯微手術技術。

顯微手術為在手術顯微鏡下進行的手術，不僅能看清肉眼無法辨識的細小組織，而且畫面還有立體感，有利於外科醫生精確地解剖、切開和縫合組織。一位外科醫師要能熟練地在手術顯微鏡下做好手術，需要經過漫長時間的訓練和適應的過程。

在顯微手術剛開始發展時，大家都對於這項手術相當陌生，陳明庭跟林佐武曾經發現接手指頭後的第三天，手指表面溫度開始降低，出現微血管栓塞的現象，重新打開時發現裡頭一定會出現白色栓塞物，因此取名 white thrombus，直至後來才恍然大悟那其實是血小板。於是，兩位醫師在 1977 年首先引進經靜脈注射阿斯匹靈來治療微血管栓塞，在病患接受注射後，觀察到血栓不再出現，終於血管的顯微手術初步得到了成功。呂旭彥也回憶到首次目睹阿斯匹靈打進去以後，微血管斷端潺潺流血的驚人景象，嘆為觀止。

在接下來的十年間，國泰總共施作超過 1500 例的斷指再接手術，存活率達九成以上，也因此在當時獨占國內顯微手術的鰲頭。其中

最具指標性的發現，是國泰發表的手指再接手術，以指溫攝氏 32 度作為存活指標，推翻原有的攝氏 31 度指標，成為普世標準。這些開創性的研究既是國泰全體同仁對於醫學研究堅持不懈的成果，也是整形外科前輩流傳給後代彌足珍貴的無價資產。

不為人知的醫院花費　國泰砸重本建紀錄

國泰整形外科成立之初，陳明庭就堅持必須搜集案例的完整資料，包含用幻燈片記錄下病患手術前中後的所有資料，在 20 年前數位電腦紀錄還沒有風行之前，國泰醫院有一筆隱藏的花費始終不為人知，那就是幻燈片支出。當時整形外科每個月大概要花費 7、8 萬元的底片（正片）費用。一個手術案例在記錄前就要拍 7 張。一捲底片 36 張只能拍 5 個案例，而一天拍 10 個案例都是常有的事。起初院方也覺得這個花費實在太大了，由於陳明庭的堅持，得以持續了近 20 年。這些大量豐富的幻燈片資料，後來果然發揮成效，成為台灣整形外科發展的重要基石。

全台整形外科歷史最悠久的會議 Slide Meeting

1977 年 2 月份國泰醫院正式開幕，陳明庭開始成立 Plastic Teaching Program，延續過去在美國學習的經驗，正式舉辦 Slide Meeting，至今超過四十年從未間斷。舉辦目的在於延續陳明庭的老師 Barsky 在曼哈頓 53 街診所舉辦的 Barsky Club Slide Meeting 教

學相長的精神。

1968 年至 1971 年，美國 Slide Meeting 由紐約三個醫院輪流主辦，每個月一次，由總醫師來報告，都是利用每個月最後一個星期二的夜晚，會中每次均備有豐盛的自助餐，由 Dr. Barsky 請客。晚上六點開始用餐，七點開始探討特別案例與棘手病例等問題，每次都有很豐富的收穫，直到十點才散會。

呂旭彥回憶，1977 年在國泰的 Slide Meeting，固定在單數月的第二個禮拜二晚上六點到十點討論病患的幻燈片案例，在八樓餐廳舉行。1979 年陳明庭回到臺大母校後，仍輪流在國泰醫院 3F 外科討論室、臺大醫院整形外科 9F 大講堂持續舉辦，接著成大醫院、慈濟醫院、新光醫院、義大醫院及亞東醫院陸續加入，演變成多家醫學中心為主幹的 Slide Meeting。會員一同探討每個月遇到的奇特、困難的病例，分享珍貴的治療經驗，這樣的傳統四十年來從未間斷。

Slide Meeting 到 2017 年已經屆滿 40 週年，可說是台灣整形外科醫學進步最重要的一個會議。因為這個會議敦促醫師定期整理照片資料，參與會議的醫師同仁不下數百位。這是所有臺大跟國泰整形外科醫師不可磨滅的歷史回顧，他們在這裡培養出具有深厚「革命情感」的學術與實務交流會議，更是陳明庭教授門生最珍貴難忘的回憶。

走過濁水溪以南 整形外科醫療往南邁進一大步

1970 年代，高雄港是全世界數一數二的拆船業港埠，「拆船業」

是一種將船隻拆毀的工業，把船隻的廢料循環再利用，曾經是台灣工業起飛背後的重要推手。不過，拆船業是一種相當辛苦的行業，工人在工作時常會因為氣爆而造成嚴重的燒燙傷。當時在高雄醫學大學附設醫院從事整形外科的林幸道醫師，早期便以治療這類燒燙傷，以及斷肢、斷指工業傷害為主要服務範圍。

創辦高醫附院整形外科的林幸道，自 1977 年在國泰跟隨陳明庭教授的整形外科門診及手術，從旁學習整形外科的經營管理，回高雄後，設定方向，打下了高醫整形外科的基礎。高雄醫學大學在 1977 年 8 月成立整形外科專科，是台北以外之首創。全台 23 所醫學中心中，總共有 11 間位於雙北市。由此可見，在大台北地區豐沛醫療資源圈之外，成立整形外科已經是一件相當不容易的事，更甚者，當時全台的整形外科醫師僅不到十位，更可見高醫整形外科草創時任務之艱巨。

在 70 年代，訓練完畢的外科醫師，自行開業就有豐厚的收入；至於留在醫學中心從事燒燙傷、外傷治療的醫生，不僅整形外科的養成訓練過程冗長、工作份量大而且待遇低，生活品質也較差，也因此高醫整形外科在籌備初期，招募醫師進入科內訓練時倍感維艱。

馬偕整形外科 信望愛精神的延續

馬偕醫院的歐聖運回憶，1976 年馬偕整形外科的兩大招牌羅慧夫與陳明庭相繼出走。由於長庚集團背後資源雄厚，開出優渥的條件招募新血，許多人才紛紛移轉陣地，當時馬偕的各科都面臨人才斷

層的危機，尤其對羅慧夫一手打造起的外科部影響甚巨，在主治醫師不多的年代，外科部甚至有一半的主治醫師離開馬偕，只剩十位。

台灣內部產生這樣的變化，另一個重要的第二因素便是往外國移民人口大增。當時台灣政治還處在一個絕對威權與動盪不安的年代，退出聯合國、蔣中正過世、越戰戰敗……，各個事件都導致台灣在國際上的地位不停被削弱，這些大環境的變動更無可避免地造成大量醫師出國流失的困境。

在人手緊縮的情況下，人均工作量都被迫提升。不幸的是，1979年撫遠街爆炸案發生了。在盛夏的深夜 11 點時，一場爆炸意外將兩棟公寓從中炸毀，有 33 人當場死亡。同時有大量的受傷患者必須急救。無奈的是，當時卻有部分醫院以人力設備不足為由拒收交不出住院保證金病患，甚至派出警衛站在門口，阻擋下心急如焚家屬的最後一線希望。當時馬偕的財務狀況非常不樂觀，明知道多收治一位病人，對院內艱困的財務情況就是雪上加霜，但在吳再成院長與林秋華外科部主任的一聲號令下，馬偕全院動員加入搶救行列，效法創院院長馬偕博士「寧願燒盡」的精神，不留遺憾！

那一夜，馬偕醫院總共收治超過 20 位的嚴重燒燙傷患者，儘管在全院奮鬥之下，最終的死亡率仍然不低。然而，這是當時馬偕團隊盡己所能的最大奉獻了！隔日媒體大幅報導，抨擊部分醫院拒收的行徑。而馬偕以愛為核心，展現的人道關懷，大大提升馬偕的聲譽，被讚譽為一所「真正有良心的醫院」，成為全台人民心中最崇敬的醫院。

這對當時財務困頓的馬偕來說有如天降甘霖，隔年台灣首次的醫

院評鑑，在民報的報導中馬偕醫院前院長、資深骨科醫師黃俊雄提及此事對馬偕的影響：「隔年，台灣首次的醫院評鑑，由臺大教授楊思標帶領的評鑑小組認為，馬偕的硬體設備和被評為一級醫院的臺大、榮總、高醫有差距，但在撫遠街爆炸案展現的社會責任和醫療良知，足以表彰，因此評給了馬偕『準』一級醫院；後來評鑑改制，也沿用了『準』醫學中心多年。」

　　事件之後，馬偕對於病人盡心盡力的精神廣為流傳。馬偕醫院的名譽院長吳再成醫師在 GOODTV 好消息電視台上分享到，當時勞工保險局發現很多勞工喜歡到馬偕醫院看病，於是拜託馬偕成為特約醫院。而過一陣子，公教人員保險也邀請馬偕加入。自此之後，馬偕終於不用再額外支付那些無法負擔醫藥費困苦家庭的費用。而每個月收入的盈餘，也能拿來償還當初為改建醫院所借的貸款與利息，馬偕醫院營運狀況終於有起色，現今的馬偕已經是衛生福利部醫院評鑑中的醫學中心，可見「自助人助，然後天助」，真是亙古不變的道理。

　　民間醫院由馬偕、長庚、國泰「三國鼎立」的盛況以及崛起中的高醫，各自開創出不同的定位與價值。總之，民間及軍方醫院的整形外科從零到有，在整形外科前輩的拚搏下成長茁壯，並藉由優秀人才的跨院移動與交流，逐漸培育出更多新一代傑出的整形外科醫師。

整形外科醫學會成立前的困難與挑戰

儘管全台整形外科蓬勃發展，但所有前輩念茲在茲的是，為台灣的整形外科建立更完整、獨立的系統。

籌備整形外科醫學會的時候，正值戒嚴時期。當時政府極度防範人民集會結社，深怕會影響或威脅到國家政權安定。因此，要成立整形外科醫學會前有著重重關卡，此時恰逢榮總的金毓鴻醫師從國外進修回來，陳明庭力薦金毓鴻，透過榮總軍方和政府的關係，軍醫系統和民間系統的通力合作，醫學會才得以成立。

呂旭彥回憶：「當時眾人都很殷切期盼醫學會成立，我從總醫師直等到第二年主治醫師才等到醫學會的成立。」因為唯有當整形外科可以獨立成一個科別，不必依附在外科部下，資源才可以統整獨立、充分運用，進而擁有更寬廣的發展空間。1982 年 11 月整形外科醫學會終於正式成立。

整形外科的第一代前輩期望透過醫學會的成立，有系統培育更多整形外科新血。不負所望，在這段期間從總住院醫師到主治醫師所訓練的醫師，為台灣整形外科的發展立下汗馬功勞，有施純仁、洪啟仁、許書劍、羅慧夫、盧科思、黃宗哲、張寬敏、張中序、蔡裕銓、方榮煌、王先震、印志弘、池明仁、邱浩遠、呂台瑞、呂旭彥、李治華、李偉卿、林佐武、林幸道、林秋華、林崇義、林煌基、林靜芸、宣以理、陳明庭、陳宏基、陳昱瑞、陳添興、陳煥棠、陳錦時、梁貫宙、曹賜斌、翁昭仁、連傑權、湯月碧、許郡安、許義郎、楊振、

楊效誠、楊瑞永、楊錦江、張士人、張克中、莊垂慶、萬漢雷、蔡國陞、蔣曉山、劉宏川、劉國威、歐聖運、蕭正偉、魏福全、龍宜台、賴春生、蘇崇堯、張錫勳、林永濤等人，陸續擔任各大醫學中心的主任，再培育出上百位整形外科人才，享譽杏林，當之無愧。

這些整形外科的第二代菁英承先啟後，初期在馬偕、長庚、國泰、榮總、三總、臺大、高醫、新光等醫院，肩負整形外科醫學發展與教育傳承的任務，使得台灣的整形外科與美容整形更加蓬勃發展。另一方面，整形外科醫學會成立後，更起了關鍵性的作用，帶動北醫、成大、彰基、中國醫藥、亞東、慈濟、市立醫院、奇美、義大等各個醫院紛紛成立整形外科專科。

就在軍民合力分工下，台灣的整形外科邁向遍地開花的嶄新時代。

強健體質　整形外科自我訓練

隨著整形外科專科成立，全台各地醫院開始有了整形外科訓練中心，每年訓練 1 到 3 人，剛開始的規模一年可以訓練 20 人。訓練制度建立後，醫院的業務逐漸上軌道，許多大型手術，不再有人力不足的問題。各醫院紛紛提供年輕醫師出國進修的機會。

當時物資並不充裕，出國學習所需的代價很高，也因此這些年輕醫師，無不把握機會，刻苦學習，就是希望能突破台灣整形外科的現況。在國外，他們接觸到更多醫療的新發展與新技術，包括顯微、顱顏、皮膚細胞培養、皮膚移植、乳房重建、美容整形如組織擴張術、抽脂手術等手術。許多新的醫療技術都在此時有了新的嘗試。

東西南部環狀成長　多間醫院成立整形外科

過去，整形外科獨重北部發展，在這最近幾年期間，西部、南部、東部的醫院陸續成立整形外科部門。

1987 年中國醫藥大學附設醫院於台中成立整形外科，由林口長庚美容外科的主任翁昭仁擔任首屆主任。當時，中部的整外訓練中心只有臺中榮總，中國醫藥大學可說是首開中區民營整形外科的先河。

在南部，則有奇美與成大加入服務南台灣民眾的陣容。1987 年，奇美醫院設立整形外科，受訓於長庚醫院、出身於海軍醫院的楊振主持，到當時的逢甲醫院（如今的奇美醫院）擔任整形外科主任。

1988 年成大醫院創辦，當時的外科部主任楊友任親至臺大延攬資深的整外醫師簡雄飛。1990 年國泰出身的邱浩遠和臺大出身的李經維一起進入成大，開啟台南地區整形外科發展的契機。而高醫也不停成長，在 1986 年建立南台灣第一個燒傷中心。

至於醫療資源嚴重缺乏的東部，則在 1988 年簡守信到花蓮慈濟醫院後，正式成立整形外科。志在服務人群的他，在臺大醫院完成住院醫師訓練後，立刻前往花蓮，在花蓮一待就是 12 年，他是引領更多醫師投身「拔苦予樂」的行列、提攜後進的典範。

老字號整形外科 再進化成立美容整形中心

整形外科在這個時期的進步可說是突飛猛進。尤其在 1986 年，長庚跟國泰陸續成立了美容整形中心，戮力發展美容整形手術，提供患者與一般手術有所分別的專屬服務，這也是國內早期由醫學中心支持成立的美容整形醫學中心。美容手術在這個時期，雖然才剛開始萌芽，但由於國內跟國外的經濟正在起飛，順應了民眾跟潮流的需求，發展可謂非常迅速。

可惜整形外科專科訓練的美容整形外科醫師，並不擅長行銷。於是手術技術純熟，但沒有辦法掌握到服務業精髓的整外醫師，只能在醫院裡面拘於一隅，儘管希望能向外發展，建立精緻的整形外科生態體系，但又因應醫學中訓練、傳承的需求，在人手不足情況下只能在重建整形的夾鏈中且戰且走，穿插美容手術，盡力而為。

成長突飛猛進　整形外科分工更精細

1990 年前，全台最早期成立整形外科專科的醫院，包含馬偕、長庚、國泰、三總、榮總、臺大與高醫，皆致力於培養人才，由於整形外科涵蓋了人體從頭到腳的範圍，必須得分科精細，在每個領域各有專才，才能有所進步。這些「外送」的人才，不論前往美國、日本或加拿大等地，都各有斬獲。到了 1990 年代，這些醫師陸續歸國，為台灣整形外科注入不同以往的創新動能。

同時，在這些醫院中，包含長庚、馬偕等部分醫院，開始整形外科主任職位的第一次世代交替，在第一代醫師不計代價、全心付出培育新進之下，第二代醫師傳承到第一代醫師對於醫療服務品質的堅持與熱忱，也學習到國外最先進的專業技術，良醫精神與專業技術的結合，推動了整形外科跳躍式的成長。

人才到位後，醫院站穩腳步，在整形外科專科專業下，分工更精細，開始深耕顱顏、顯微手術、燒傷治療、頭頸部癌症重建、肢體重建、先天性缺陷、美容整形等次專科領域。在這 10 年間，這些手術的精進與成長可謂突飛猛進，成果在全球整形外科界大放異彩。

重建整形發展出色　美容整形發展出現隱憂

儘管重建整形發展出色，美容整形外科的發展在此時期卻相對受限。這是由於大型醫院在經營體制上，講求技術專業，行銷能力不

及商業化經營的醫美診所，在擅長宣傳的商業人士開始介入美容整形的市場後，落差更是逐步拉大。

民間品牌聲勢浩大，卻相當不穩定，許多小型連鎖醫美診所大張旗鼓的開幕後，往往在無法達到預期業績目標後隨之關閉。儘管如此，民間仍不輕易放棄，不斷地前仆後繼，賣力「侵蝕」這塊美容整形的市場版圖。大型醫院美容中心雖然無法巨幅成長，但經營穩定，比起營運情況有如潮汐般大起大落的醫美診所，可說成了相當大的對比，同時也提供了美容醫學領域上，守護病人安全的最後一道防線。

大型醫院，開始努力在美容整形上摸索出一條道路，1994 年，根植於整形外科醫學會基礎上，在翁昭仁等人疾呼之下，美容外科醫學會正式成立，首屆理事長是翁昭仁，歷屆理事長包含呂旭彥、陳明庭、陳昱瑞、林秋華、林幸道、林靜芸、湯月碧、吳瑞星、賴春生、楊永健以及曹賜斌等人，迄今已經 23 年，美容外科醫學會的成立促使整形外科醫師團結、合作的更加緊密，也掀起美容整形更精緻、專業的新風潮。

台灣美容外科醫學會正式成立 美容整形浮出檯面

台灣美容外科醫學會成立於 1994 年，學會是由台灣整形外科醫學會之資深會員們發起組成，業務獨立於台灣整形外科醫學會之外。會員今年人數約 495 人。美容外科醫學會、台灣整形外科醫學會以及台灣皮膚科醫學會等三個醫學會，為目前全國十來個美容醫學相

關醫學會中，被醫界人士認定為正規美容整形醫學之醫學會。

　　台灣美容外科醫學會為台灣正統、學術位階最高、專業於美容整形醫學之學術、研究、醫療等之醫學會，會員必須取得台灣整形外科專科醫師資格後，原先必須再經歷三年以上臨床美容整形之實務歷練，經學會之理事會甄審通過後，才能成為會員，規範可謂極為嚴謹。近年來為壯大聲勢，逐漸放寬為整形外科專科醫師即可入會。

台灣美容整形技術堅強　韓國前來取經

　　整形外科專科下有一個顱顏外科次專科的領域，顱顏整形外科最起初的發展是為了先天性缺陷而導致五官失衡的兒童，如今也被運用在改善臉型、比例，執行削骨瘦臉等正顎手術。在美容整形風潮的帶動下，大眾對於「正」的標準越來越提高，正顎手術因此成了近年來門診間的熱門諮詢項目。

　　台灣顱顏整形的發展技術純熟，連韓國的整形外科都前來取經。習得技巧後，在韓國「發揚光大」，把它應用在一般的美容整形需求上，將每一張求診的臉蛋都精雕細琢到完全符合黃金比例。如此精細的技術，在女性之間口耳相傳的傳播力量巨大，也因此在韓國出現許多好姐妹追求「不求同月同日生，但求同臉同醫師」的有趣現象。

　　韓國整形外科醫師廣泛學習，結合他們的影視產業發展，使他們的美容整形知名度大幅領先亞洲、國際，甚至將這樣的方式移植到中國大陸，另闢市場。台灣人與韓國人相比，在大陸發展時，更有

語言與文化的優勢。若是整形外科能夠團隊合作，再加上專業的業務、行銷推廣，未來必定更能在美容整形的領域裡取得發展的主導權，擴大美容整形的版圖。

「顏值力」當道　醫美整形不為人知的恐怖風險

這個時期，網路社群興起，在網路上分享自拍照片蔚為流行，也捧紅了許多網路帥哥、美女，成為名副其實的「網紅」。隨著社會越來越加注重個人的外表，「顏值」的高低，不僅影響到個人的人際關係，在許多行業中，甚至可能關乎個人的職涯發展。因應需求增加，醫美診所如雨後春筍般大量冒出。

其實，醫學美容只不過是商業操作下所產生的一個「包裝名詞」，實務上正確的名詞應為「美容醫學」。醫學的核心目的是為了促進人類的健康，如今醫美產業中的許多侵入性的治療，與整形外科中的美容醫療技術其實並沒有高度或必然的相關性。

依據 2012 年底的資料顯示，台北市醫美的一級戰場——捷運忠孝復興站到國父紀念館站一帶，忠孝東路四段約一公里長的路上就有超過 200 家醫美診所，形成獨特的「醫美街」熱潮。然而，台灣整形外科專科一年僅訓練出 24 位專科醫師。這些醫美診所中的「整形醫師」從何而來呢？

答案很簡單，第一種是剛出道的年輕整形外科專科醫師，第二種是資深的遊牧型整形外科醫師，第三種是未經完整訓練的他科醫師。這些都是醫美診所中常見的醫師來源。

究竟為何會有如此多的醫師跨年資、跨領域，前仆後繼地湧入醫美領域呢？其實這背後與健保給付的嚴苛規定有關，超時工作導致過勞的惡性循環，逼得他們不得不離開自己原本的專業領域，冒著

可能手術失敗的風險，也要踏入美容整形領域。

台灣的健保制度　可載舟也可覆舟

造成這樣現象的主因是台灣的健保制度，台灣的醫療費用普遍偏低，重建整形的健保補助遠遠無法與美容整形以自費為主的收入金額相比擬。以口腔癌重建的病例為例，兩位以上醫師，費時約六至十二小時，健保給付 2 萬元，可是縫合式雙眼皮的手術，一位醫師，費時約半小時，自費費用也約為 2 萬元上下。根據 2003 年健保署資料，依整形外科醫師人數，自健保得到的分配金額是每個月、每人約五萬元。

在這種醫療報酬極不對等的情況下，醫師收入受到健保制度的擠壓，自然容易出走，去進行所謂的醫學美容。非常不容易的是，在如此畸形的制度下，全台整形外科專科醫師中，仍然約有六成醫師堅持恪遵以患者權益為導向的醫療倫理。

醫美產業是一個成長極快的市場，尤其是中國大陸，產業一旦興起，幾乎將台灣的人才完全吸引過去。這些被吸引過去擔任複雜手術的「槍手」醫師，只負責手術，被摘去資深醫師袍上代表榮譽與責任的名字，與病患之間只剩下麻醉後的冰冷互動。手術完成領完高額的手術獎金後，就繼續穿梭於各個醫美診所間。雖然不必背負責任，卻也同時失去了累積自己個人信譽與知名度的機會，更點點滴滴地破壞掉醫病關係間最珍貴的信賴與責任感，崩壞了台灣彌足珍貴的醫療倫理與制度。

資淺的醫師加入醫美市場後，以最基礎的醫學理論訓練，追求透過最新潮的儀器，給求診者即時而表面的效果，不僅破壞了累積三、四十年美容整形經驗的整形外科招牌，更製造了很多讓人不滿意的成果，甚至導致許許多多的醫療糾紛，使一般民眾對美容整形更加望之卻步。

醫美的劣幣驅逐良幣　品質堪慮

全台灣目前有超過兩萬名在從事「醫美」工作的醫生，但真正具有專科醫師執照的，包括皮膚科、整形外科者卻不到兩千人。一般民眾會踏入醫美整所，多半是受到美麗的廣告吸引而驅使，但是能夠經由正式完整訓練醫師執刀的機會卻不到十分之一。

未經完整訓練的他科醫師跨入醫美產業搶市，滿街林立的「醫美診所」，劣幣驅逐良幣，不僅品質堪慮，更製造出許多整形失敗的「爛攤子」需要收拾，形同「美容浩劫」。醫美亂象橫生，舉其犖犖大者，包括：為攬客促銷，常有「買五送一」、「買脈衝光送護膚」的宣傳，民眾常在未接受醫師評估前，就得先刷卡付錢，直到進診間做整形手術時，才第一次見到醫師，而且多是「蒙面醫師」；許多診所、診間甚至出現所謂的「美容諮詢師」，其實是「推銷員」，強勢推銷各種高價療程。

部分醫美診所將醫師塑造成明星，以「Dr.Lin」、「Dr. John」等代號不用真名，但有些療程需要多次治療，這次由Ａ醫師治療，下回又換成Ｂ醫師，患者搞不清楚，容易引發糾紛。更甚有，民眾已

經開始習慣，未經過醫師問診，就接受手術治療，違逆傳統醫師必須親自診察的鐵律。國內法規管理診所，只認負責人，允許醫美診所想改名就改名，一旦面臨醫療糾紛，只要改頭換面就能開始重新營業。

更離譜的是，投資客介入醫美市場，出現「店長」、「諮詢師」等非正規醫療院所應有的職稱，電視購物台販售美容諮詢券，價格低到離譜，六次塑身療程再送美容護膚課程，只需幾千元；為取信大眾，穿著白袍的醫師站在主持人背後，一字排開，主持人甚或藝人激動推銷，醫美療程宛如百貨公司周年慶，毫無醫療專業可言。

在這樣的亂象之中，尤其令人感到惋惜的是，剛出道的年輕整形專科醫師在完成住院醫師訓練後，儘管已經相較一般外科具備整形基礎，但仍需經過漫長的時光磨練、精熟技術，方能成為成熟的美容整形外科醫師。當碰上醫美風暴橫掃全台時，他們就如在颱風天前夕搶摘的果實，在未成熟前就失去繼續生長的機會。然而，外在醫療環境持續惡化，耐不住風吹雨打的果實將面臨難以存活的困境。

年輕醫師何去何從的困境，只能仰賴政府制度與大型醫院攜手努力，在病患、醫師、醫院三方間取得最佳平衡，儘管不容易，但若能攜手合作，將是社會最大的福祉；以 2015 年發生的八仙塵爆案為例，全國整形外科專科醫師、醫學中心及衛生福利部三方的通力合作，使塵爆患者的傷害減到最低、最少，就是一個非常具體的成功範例。

水上樂園驚爆成火中煉獄的那一晚

2015 年 6 月 27 日晚上，在新北市八仙樂園的彩色派對活動中，一場意外的粉塵爆炸，改寫了近 500 個年輕人的人生。當時，活動主辦單位將樂園中一個大型泳池的水抽乾，架設噴槍噴灑彩色粉末以供來賓娛樂。沒想到在活動接近尾聲時，舞台西側突然起火，火勢瞬間蔓延至整個表演場地。現場在幾秒鐘內陷入一片火海，數百人全身著火驚叫四處竄逃，鄰近的水上設施「漂漂河」內擠滿待救傷者，原本歡樂的水上樂園瞬間驚爆成絕望的火中煉獄。

受傷的民眾，快速地被分送至北區的各大醫院，包含馬偕、三總、臺大、臺北榮民總醫院、國泰、長庚、新光、北醫、萬芳等醫院，其中的整外醫師訓練醫院皆收容大量的重症病患，面對這種突發狀況，每個醫院無不戰戰兢兢，緊急動員全院人力、資源，齊心投入救治燒燙傷患者的任務。

八仙塵爆患者年齡分布在 18 至 25 歲，499 位患者的平均燒傷面積超過 40%，根據大面積燒傷患者的「死亡率公式」，一位 22 歲燒燙傷面積 40% 的患者，在沒有嗆傷的情況下，死亡率為 50%。因此儘管此次傷患多為年輕人，但普遍燒傷面積嚴重，原先外界對復原的情況不敢抱有過高期待。

沒想到，面對如此艱鉅的挑戰，在全台灣醫療人員不眠不休與政府大量物資的共同投入下，竟然拯救回 484 人，創下不可思議的 3% 極低死亡率。

台灣緊急救護的醫療水準達到如此傳奇的境界，令全球醫界人士大加讚賞、大為稱奇。歐盟也邀請建立長庚燒傷中心的楊瑞永教授以及臺大整外戴浩志主任代表台灣去分享八仙塵爆案的大量燒傷救治經驗，替台灣在參與 WHA 議題上扳回一城。同時在台灣燒傷暨傷口照護學會理事長，也是三軍總醫院整形外科暨燒傷中心主任戴念梓奔走之下，2017 年亞太燒傷協會（APBA）正式成立，同年第11 屆亞太燒傷會議（APBC）在台灣舉辦，超過 350 位外國醫界人士來台參與。

這場災難，對無數家庭造成震撼性的影響，也讓外界看見台灣醫療的進步與用心。整形外科平時對處治燒燙傷的訓練嚴格扎實，各醫療機構動員機制與應變措施完善，政府不計成本從國外調度大量的醫材、藥品、敷料。透過環環相扣的合作，才能締造出如此超乎預期的成果。

危機即為轉機　整形外科專科與醫美整形間的拉鋸戰

在發生八仙塵爆的時候，台灣整形外科醫師執業登記人數為 596人，其中醫院執業醫師 303 人，人才不足的問題也因而再度曝露、廣為社會重視。由於整形外科專科醫師核定的訓練員額原先就少，在事件發生前甚至曾被縮減，事件後，政府不敢再輕易減少名額。然而，整形外科人才流向醫美領域仍是整形外科醫師斷層的最大隱憂。

過去 40 年，因為衛生福利部的「無法可管」，造成民眾去到醫美

診所治療時，往往在業者過度誇張的廣告與花言巧語的說服下，忽略非專業手術背後潛藏的風險。近年來整形外科診所紛紛發現，儘管整形手術的量已經衰減超過 20%，但營收仍維持原先水平。

　　原因很簡單，醫美診所的成立門檻過低，未受到完整整形外科專科訓練的醫師，加入美容整形市場，造成瑕疵品的比例激增，許多失敗個案需要二次修整的整形案例數量隨之增加，這些二次修整的費用相對較高。另一個更嚴重的現象則是，手術後產生併發症的比率由約 2% 提高到約 20%，造成社會普遍認為整形是一項高風險的醫療行為，這樣的認知，對於整形外科的來說，實在是莫大的誤解與傷害。

　　出發點良善的美容整形，在醫美廠商的惡性競爭炒作下，每年東區維持約三成的醫美診所倒閉或轉手經營，而整形失敗的案例在媒體的渲染之下，更讓醫美蒙上陰影，這些為了利益急就章而投入醫美產業的醫師，猶如在進行著殺雞取卵的行為，對於整個產業造成極大的傷害。

　　由於重建整形與整形外科的主力醫師大多在大型醫院，他們肩負重建與美容整形的雙重任務，對於外在美容整形業被蠶食鯨吞後的局面只能感到無奈卻也無力改變。2016 年，開業的美容整形醫師終於發出不平之鳴，團結展開名譽守衛戰，在美容外科醫學會選舉時一舉「變天」，八成的理監事名額由開業的整形外科醫師當選，掌握了美容外科醫學會的未來，主導美容整形外科醫學會的發展與教育，希望可以突破以往保守的退讓態度，洗刷正統整形外科被汙名化的困境。

2018 年，衛生福利部終於公告「特定醫療技術檢查檢驗醫療儀器施行或使用管理辦法」（簡稱特管辦法），開始規定醫師須通過門檻、取得證明，才能「動刀」，辦法已於 2019 年正式實施。特管辦法中將醫美的主要服務項目區分成三大類，包含「美容醫學手術」、「美容醫學針劑注射」、「美容醫學光電治療」三項目。根據對人體侵入性與各科專業差異性，規範醫師所能執行的領域範圍。

隨著外在環境的挑戰加劇，整形外科也逐漸意識到內部團結的重要性。如今可以觀察到，這一兩年來，整形外科以及美容整形外科醫師戮力向上，奮力自強的風氣逐漸興起，過去醫師主要於研討會、會議等方式才會進行交流。如今在社群軟體內也能隨時彼此激勵，將各種手術的可能與創新提出來互相切磋，不斷吸收新知、改善技術能力。

人體脂肪幹細胞的培養要在低氧的狀態下生長得最好，看來，外界「缺氧」的刺激已經足夠讓整形外科專科醫師感受到危機，並激勵出一些未知的潛能吧！

燒燙傷死亡率公式

年齡 ＋ 燒傷面積% ＝ 基本死亡分數（若有嗆傷，再加 17）
基本死亡分數 *0.8= 死亡率

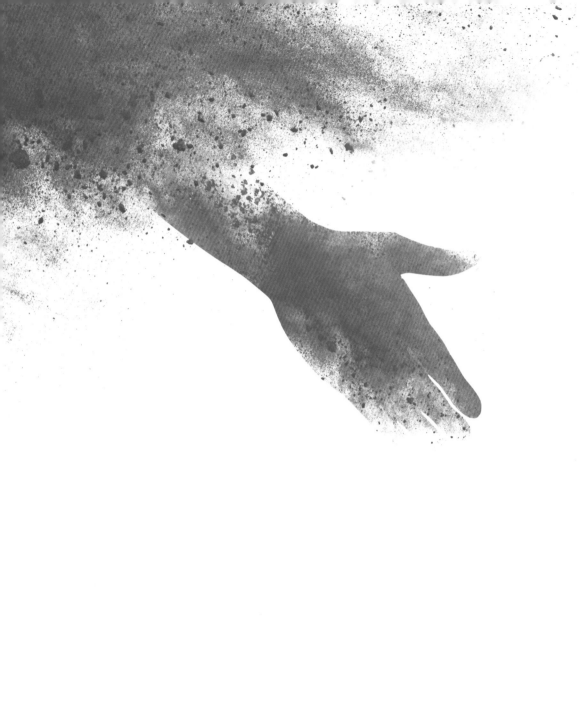

第2章
全臺重鎮

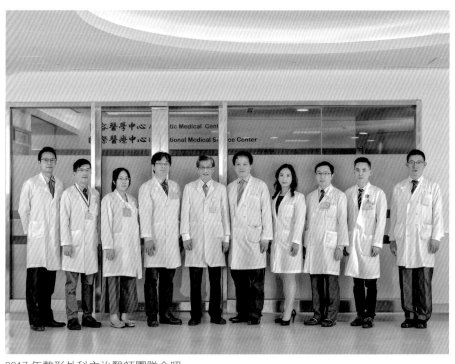

2017 年整形外科主治醫師團隊合照。

臺北榮民總醫院歷屆整形外科主任
洪楚琛：1959-1976
金毓鴻：1976-1986
方榮煌：1986-2003
馬　旭：2003-2015
彭成康：2015- 迄今

洪楚琛　資深的整形外科前輩

1958 年，臺北榮民總醫院（以下簡稱臺北榮總）成立，成立初始，每日門診人數約兩百人，由於宗旨為照顧榮民，醫療服務對象僅限於在台退除役官兵，後來逐年開放及於榮眷、公、勞、農、漁保及一般民眾，門診人數也因此增長到現今每日約一萬人的規模。

由於臺北榮總成立初期缺乏醫師。於是政府安排由國防醫學院出面支援。國防醫學院盧致德院長親自率領團隊開創榮民總醫院，洪楚琛也是當時其中的一員，他是中華民國最資深的整形外科元老之一，也是重建整形外科專科之創始人與頭頸部腫瘤手術發展的先驅。當時的洪楚琛帶了兩位外科醫師來到臺北榮總，一位是張中序，在臺北榮總成立手外科，是中華民國成立手外科的濫觴；一位是金毓鴻，承接下洪楚琛所託重任，擔任第二屆臺北榮總整形外科主任。

張中序前輩曾被三軍總醫院先後派出國兩次，第一次是 Intern，第二次大約是在 1966 年前後，才再申請去學手外科。張中序在軍醫系統裡面學習手外科一年後回來台灣，年代應與臺大劉堂桂教授同一個時間。期間他是在 New York Columbia program 的 Roosevelt Hospital 跟 Dr. Littler 學手外科整整一年，1966 年他回到台灣後就到臺北榮總就職。張中序和劉堂桂兩位均是台灣手外科的先驅者。

陳明庭回憶，張中序是位非常謙虛、善良，很多事情都不會跟別人計較的好前輩，張中序回到榮總後升任為手外科主任，接著培養劉毅主任。當時榮總的手外科不是編制內的科目，直到 1973 年金毓鴻回來時，才正式占缺成為重建整形外科的主任。當時手外科是屬

於整形外科的旗下，等到張中序退休後，劉毅接著被骨科接納至骨科的旗下，陳明庭對張中序的評價很高，他觀察到張中序非常專職於手外科，很有實力，對病人是相當親切且收費公允而難得一見的好醫師。

金毓鴻 整形外科醫學會創辦的重要推手

1976 年金毓鴻於美國西北大學醫院接受完整訓練返國後，擔任整形外科主任，同時規劃並成立全新燒傷中心。金毓鴻有鑑於整形外科發展迅速，為透過醫學會致力於專科訓練與養成，在當時集社困難的情況下，他一手突破困境，聯合國內整形外科資深醫師，創立中華民國重建整形外科醫學會，並出任第一屆理事長。

金毓鴻致力於醫學院醫學生教育，其以身作則的嚴格訓練標準是為傳奇。舉例來說，每日上午六點準時查巡病房，確認所有病人身體狀況、是否完成換藥與治療，上午八點準時開始進行手術。他曾要求住院醫師執行植皮手術的植皮面積，至少需累積達一個籃球場的面積大小，才算是精通植皮手術。金毓鴻畢生奉獻整形外科領域，1981 年金毓鴻主編之「中華現代外科學全書—整形外科學」出版，為整形外科學重要參考書籍之一。

至於與金毓鴻同期的張中序，持續發展手外科領域。臺北榮總手外科在劉毅等人加入團隊後，發展更上層樓。臺北榮總有鑑於手外科的獨創性與功能性成立台灣首間手外科的醫院，至今手外科在整形外科已發展為成熟的次專科，也涵蓋了骨科等專科，共襄盛舉。

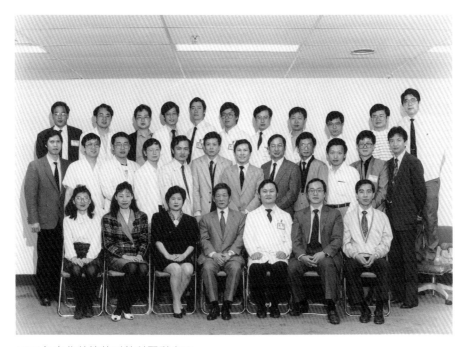

1990 年臺北榮總整形外科團隊合照。

（第一排左起）楊素華技術員、張律音秘書、董玉碟護理長、（其他皆為整形外科醫師或住院醫師）金毓鴻、方榮煌、印志弘、張克中醫師。

（第二排左起）顏錦田（4.5 年）、王建業（6 年）、劉致明、陳呈峰、宋定宇、王正成（0.3 年）、葉發來、蕭其昌（1 年）、林進德、陳錦時（6 年）、唐友文、蔣曉山醫師。

（第三排左起）王篤行（1.5 年）、王鳴祥（2 年）、黃志宏、馬旭、李皓（6 年）、王憶陵（1 年）、葛耀煌（1 年）、黃子育（2 年）、蔣百聰、張宇正（1 年）、蔡新中醫師。

方榮煌 特殊技術造福少數族群不遺餘力

1986 年方榮煌接任整形外科主任，他曾經於 1982 至 1983 年期間，在法國巴黎聖路易醫院進修，致力於顯微手術的發展與訓練。最特別的是他在 1988 年開啟國內首例變性手術及其研究發展，完成女變男變性手術超過 100 例，男變女手術多於 50 例。並且在技術上力求創新，從早期的筋膜皮膚皮瓣，進展為帶莖的骨皮瓣，讓病人不只獲得外觀的改進，更有功能上的進步。更曾經以陰蒂成形術治療男性原發性變性慾症，榮獲醫療創新獎。雷射手術方面，因應兩岸解凍，引進紅寶石雷射治療榮民弟兄之「政治性刺青」，使得以安心返鄉探親，嘉惠眾多榮民。

方榮煌採取開放式的管理精神，不過度干涉同仁，讓大家自由發展，科內的氣氛也較輕鬆。甚至在手術的施行上，儘管主任要肩負手術成敗的壓力，他仍非常的願意放手提攜後進，遇到任何情況，他就從旁協助，讓年輕醫師有機會獨當一面。

馬旭 改革的疾呼者

臺北榮總外科部部主任馬旭是陽明大學臨床醫學博士，曾赴紐西蘭奧克蘭大學分子醫學系進修，並獲榮譽資深研究員及基因治療中心客座副教授。他生性積極，富有熱忱，為科內的進展規劃出明確而一致的方向。馬旭執行手術時總是非常謹慎小心，學生往往能從

他身上見習到外科醫師力求完美的堅毅特質。對於病人的手術，也力求親力親為，從不因經驗豐富而有所鬆懈。

在院內人才培養上，馬旭在任內，推動次專科分組：顯微手術與肢體重建、燒傷、美容整形，並由各負責人開發團隊之服務、研究及教學整合。以顯微手術與肢體重建小組為例，於2008年即完成頭頸部腫瘤等顯微手術逾百例。另外也奉准增設「院聘主治醫師」，促進科內儲備人才與績效管理之靈活度。並與專業整形診所簽署合作約定，一方面加強醫師陣容，另一方面提升病患安全，成立科內實驗室與組織庫，充實基礎研究及臨床應用，配合院方發展大型組織庫。深化醫事人才培育與尖端醫事研究，積極薦送人員出國進修，進行異體複合組織移植及細胞治療研究。

馬旭除了致力於臺北榮總整形外科的發展，對於全台整形外科的經驗傳承，也十分關切。整形外科扮演科際間支援的重要角色，因此在醫療團隊當中若包含有整形外科專科醫師，相關專科將更有能力發展急症難症救治與重大傷病的救治。然而隨著此類病患的數量增多，整形外科專科醫師人數已然捉襟見肘。

馬旭於此項議題備感憂心，透過整形外科醫學會也曾多次向有關當局建言，也曾投書天下媒體，指出台灣的整形外科醫療人員斷層原因，簡單的說，就是需求增加而供給減少。 雖然科技與醫學不斷的進步，社會變遷與人口老化造成重大傷病與急症難症病患增多。近十年，台灣每年罹患口腔癌的人數已增加2倍、急症如顏面骨折，難症如糖尿病足與其衍生週邊血管堵塞疾病，人數亦不停增加。

然而整形外科專科醫師，新血加入的人數卻不及退休的人數。目

前願意投入外科專科醫師訓練機制之人數逐年減少，其中部分因素是訓練醫院不足，使外科新血住院醫師及 PGY 醫師認為學習機會不夠全面。馬旭認為人才的養成無法急就章，應當立即著手增加人才的培養計畫。

事實上隨著需求不斷增加而供給減少，已有訓練醫院出現人才斷層危機，若是再不妥善規劃相關政策，勢必將影響到病患的就醫權益。馬旭堅信未來十年，台灣整形外科的成長，還是須仰仗多方人才共同參與，方能有效提升全民醫療福祉。

「整形外科全體會員學員一向秉持病人安全與福祉為最優先考量，對政府政策與公眾權益也盡心盡力的配合，從不曾因為健保其實是福利的本質而放棄給付不合理的急重症救治與重建。台灣的整形外科專科醫師到底夠不夠？相信國人心中都有一把尺。」

臺北榮總外科部部長馬旭（2015 年天下讀者投書）

彭成康 組織顯微小組 帶領團隊締造眾多創新記錄

馬旭完成階段性任務後，彭成康脫穎而出，接任整形外科主任職位。促使著彭成康踏入整形外科，源自於發現整形外科的變化多樣性，因為病人各式各樣的狀況，多元的手術方式為他帶來極高的挑戰與成就感。彭成康專攻顯微重建手術，曾任顯微手術小組的負責人，參與口腔癌多專科治療團隊，負責顯微游離皮瓣重建手術的發展。他曾前往美國加州大學聖地牙哥分校生物醫學工程研究所擔任

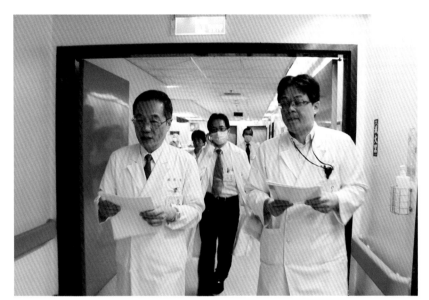

八仙塵爆案全員緊急動員，院長張德明（左）與整形外科主任彭成康。

訪問學者，研究細胞陣列及拉伸刺激對幹細胞分化影響。

　　對於臺北榮總，彭成康最大的貢獻是在馬旭的指導下，組織顯微重建的手術小組。顯微手術對於整形外科來說是很重要的重建技術，榮總常見最大宗的手術種類為頭頸癌、口腔癌的手術後重建，主要跟耳鼻喉部及口腔外科合作。這類型的手術已經行之多年，但過往較沒有固定的合作制度，彭成康擔任主治醫師後，盡力協助各科溝通手術內容。透過一定的編制組織，由主治醫師親力親為，組成重建小組，制度建立後，無論是手術前的溝通、手術中的進行、手術後的照顧，都形成一個相對完整、標準化的治療模式。不只使年輕的醫師可以充分學習經驗，更重要的是使病人也能獲得最好的治療。

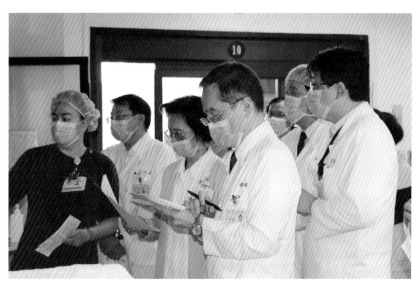

八仙塵爆案期間，有賴眾多醫療人員不眠不休的付出。

全院動員　共同面對八仙挑戰

2015 年 5 月彭成康接任重建整形外科主任，甫上任兩個月便面臨八仙粉塵爆炸事件的挑戰。當天他正好在南部參加燒傷醫學會的理監事會議，得到訊息的眾人紛紛趕回台北。彭成康在高鐵上，便立刻開始研擬對策，回到榮總發現實際的狀況比想像中還嚴重，因為過去從未有這麼嚴重密集的大量傷患事件。送到榮總的病患共約四十幾位。

八仙塵爆事件時，整形外科醫學會的理事長為馬旭，當時院內全

面進入緊急指揮階段，院長指派馬旭擔任院方發言人。由他負責向政府以及媒體溝通最新近況，並且協調各界的資源分配。彭成康一回來也立刻到燒傷病房加入救治的行列，最後還跟著院長、副院長再次一一查看病患狀況，一直忙到凌晨四點才得以全部結束。

馬旭儘管在專業要求嚴格，管理上卻秉持著大度的精神，總被科內的夥伴稱作是無可救藥的樂觀者，卻也因此在關鍵時刻發揮安定的力量。八仙塵爆臨時性的突發大量醫材需求，一度產生搶購風潮，馬旭費盡苦心，終於在有限的資源內協調出能滿足各醫院需求的醫材分配量。馬旭認為，八仙塵爆的高救治率成果，除了醫界全體的奉獻及政府全力的支持，其實還有來自各界許多不為人知的付出。

當時救治必備的傷口敷料，全台灣最大的消毒敷料集散地位在台中，工廠的產能原先無法達到所需的數量，斷貨的隱憂悄悄浮現，所幸後來出現匿名的善心企業人士居中聯繫安排，暫停了其他物品的消毒轉而提高消毒傷口敷料的產能，一舉解決了敷料不足的危機，這些善心企業人士堅持默默付出，至今仍不願意受訪。另外在事發後，由於北部醫療人手實在不足，原先計劃將部分病患移到南部，可是家屬基於就近照料考量，多數希望能留在北部。於是許多南部醫師自發性地無償加班，於禮拜五的晚上搭高鐵北上，禮拜日的晚上再搭高鐵南下。長達數個月的期間，南部醫師搭乘高鐵的費用皆由高鐵買單。此外，許多自行開業的整形外科醫師，也盡一己之力，以診所為單位各自「報數」認養塵爆傷者的復原治療。馬旭觀察到這些都是台灣可愛的一面，許多人都是默默的幫忙支持，但從不居功也不誇耀。

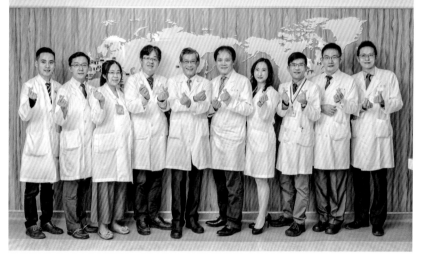

（左起）馮晉榮、吳思賢、陳梅君、彭成康、馬旭、廖文傑、蕭福尹、王天祥、林之勛、石育仲等主治醫師。

臺北榮總整形外科特色與未來發展期許

臺北榮總近年來致力於跨領域的研究與服務，顯微重建小組除了與口腔外科及頭頸外科合作進行口腔癌病患的重建手術，也參與活體肝臟移植小組的手術，幫助肝動脈的吻合，提升活體肝臟移植的成功率。並且進一步將顯微手術範疇擴大，發展淋巴水腫手術、顯微游離皮瓣乳房重建手術以及異體組織移植手術，造福更多病患。

近年來因為人口老化，慢性傷口病患持續增加，臺北榮總整形外科整合相關專科如周邊血管外科、復健部，新陳代謝科、感染科及高壓氧治療團隊，成立慢性傷口照護中心，以跨專科團隊方式給予病患完整的治療，有效減少截肢比例，提供病患更好的醫療服務。

除了在醫療技術上不斷創新，臺北榮總在研究方面也積極投入，發展脂肪幹細胞應用研究，結合組織工程概念，進行人工皮膚、脂肪移植、外耳重建及疤痕相關修復研究及臨床應用。

從 1959 年洪楚琛開始發展整形外科時，臺北榮總即身負台灣整形外科源起的重要角色。1982 年金毓鴻創立整形外科醫學會後，更開啟臺北榮總促進跨院醫療交流的世代，至今科內醫師仍持續積極參與整形外科醫學會的事務運作。臺北榮總整形外科的這塊「金」字招牌，至今已即將一甲子，未來也將有待年輕醫師延續、傳承，共同為整形外科發展盡一份心力。

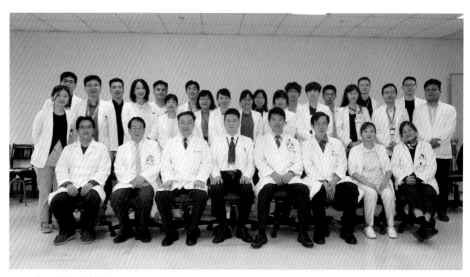

2018 年三總團隊拍照。

三總歷屆整形外科主任
章國崧：1967-1980
萬漢雷：1980-1985
王先震：1985-1997
陳天牧：1997-2008
陳錫根：2008-2015
戴念梓：2015- 迄今

軍方系統淵遠流長　深耕外傷燒傷領域

　　三軍總醫院的整形外科於 1967 年 7 月正式成立，同時也是國內最早成立的整形外科，創科主任為章國崧。1980 年章國崧再成立燒傷中心，由萬漢雷擔任燒傷中心主任，利用羊膜治療燒傷病人，發展燒傷醫療。1985 年王先震接任整形外科主任，成立國內首創的皮庫，推廣以冷凍豬皮治療燒傷病人。1997 年陳天牧接任整形外科及燒傷中心主任，規劃顯微手術訓練班，帶領三總整形外科進入顯微新紀元。2008 年陳錫根擔任整形外科主任，積極參與醫學會事務、發展乳癌術後乳房重建，經常擔任醫學新知識演講會主持人，直至 2015 年交棒予戴念梓。先後六位主任，歷經半甲子的歲月，接續串連起三總整形外科的歷史。

選才標準嚴苛　淬煉無畏精神

　　國防醫學院的選才制度相當嚴格，只有前三十六名的畢業生才能留任。三總是全國唯一訓練軍醫的醫院，每年只有兩名整形外科住院醫師的訓練名額。其中一位留任，另一位則至其他軍方醫院服務。三總鼓勵醫師進修，設有獎勵辦法，因而培育出許多專精於顱顏外科、顯微外科及手外科等不同領域的優秀醫師。除了將人才送出國進修，國防醫學院也逐步開放外院醫師加入國防醫學院，如今在職的軍人和非軍人的身份比例約是九比一，因此也出現了女醫師。

　　三總給予院內軍醫最高標準的訓練，涵蓋專業性、機動性和服從

性三大指標，這是出於軍醫必須肩負保家衛國使命的緣故。在戒嚴年代時，有許多的演訓作業，一旦彈藥處理不佳，極易造成彈藥庫爆炸。這些意外，也使軍方累積許多燒傷的經驗。

如此快速的救治能力不單為了運用在戰爭爆發之際，當國家發生大型的災害意外時，三總的醫師同樣責無旁貸，得在第一時間挺進現場，直到任務完成後才能撤退。因此在燒傷、顱顏、外傷及手外科等科別上，都是三總非常引以為傲的專業領域。三總資深整形外科醫師王先震回憶到，1999 年九二一大地震發生時，他正於醫療保健處服務，掌管全國的軍醫醫療，他在第一時間報告當時的副參謀總長唐飛上將，在短短一個半小時裡，政府便動員三軍總醫院跟桃園總醫院派出兩個醫療團隊，各約二十人抵達機場，並在飛機上同步聯絡在台中清泉崗機場待命的衛材庫備好所需衛材，成為率先進入東勢災區的醫療團隊，這就是軍醫的責任與特色。

三總整形外科之父 章國崧以患者為中心

三總整形外科的創辦人—章國崧，可說是國內整形外科的五大元老之一，是 1967 年成立整形外科的首任主任，同時也是整形外科醫學會的第一屆監事。章國崧回憶道，1974 年台灣逐漸興起美容整形的風潮，促使許多未合法登記的診所紛紛投入爭奪美容整形市場這塊大餅的戰爭中，但當時技術的不成熟導致的醫療糾紛不勝枚舉。

1975 年政府規範小針注射為非法治療，但在往後的二、三十年內，仍有些地下診所流行以打小針矽膠的方式進行隆乳、隆鼻及豐頰等

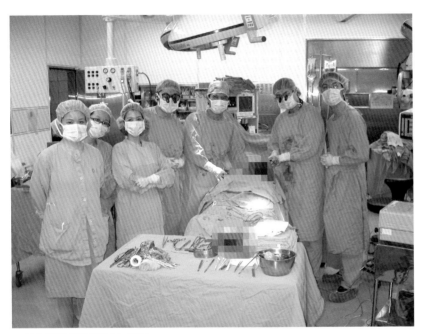

三總整形外科團隊工作照片。

美容整形，施打當下，顧客並不感到痛苦，而且流程相當方便、迅速。然而注射劑會在體內流動位移，產生異物反應，數月後，當這些愛美人士發現這種可怕的後果後，才匆匆趕到大型醫院整形外科求診，往往為時已晚，傷害已經造成了。

教學醫院裡的整形外科醫師目睹小針注射的違害，每年皆要執行十幾例小針硬化異物反應的重建教學案例。1975 年後政府規定不能施打，但是到 2017 年仍傳出有他科醫師為十多例患者做乳房注射異物，這實在是醫界重大的恥辱。

資深整形外科前輩　燒傷中心始祖萬漢雷

1980 年萬漢雷擔任三總整形外科暨燒傷中心主任，回顧開創燒傷中心的歷程，萬漢雷深感創立時的艱辛。當時健保制度並不完善。成立燒傷中心的成本高，健保給付的金額與開支往往不成比例，導致醫院在營運上面臨極大的挑戰。

燒傷中心是一個完整的醫療空間，人力的需求量大，當時衛生署規定每床燒傷病床平均需有 2.5 名護理人員，得同時採三班制輪班制度，滿床時要有兩名專任醫師全天候負責照顧患者，人事費用更是龐大。此外，患者在治療過程中各種耗材需求也十分驚人，健保給付的金額根本不足以平衡耗材的開支。

1983 年萬漢雷擔任燒傷中心主任，接下來擔任整外主任，做了很多先天性的唇顎裂畸形、燒傷病人、一般傷口的治療，後來在 1985 年離職，赴臺中榮總和亞東醫院擔任整外醫師。

國家皮庫之父　王先震鑽研燒傷皮

1985 年王先震接任整形外科主任，他長年鑽研敷料，一生致力於燒燙傷救治研究。王先震在美國哈佛大學（Harvard University）醫學院接受整形外科、燒傷外科訓練及手外科訓練時，他所跟隨的老師長期專注在人工皮膚的開發上，研發出名為 Integra 的人工皮膚，是世界上最早發現的人工皮之一。

1983 年學成歸國後，王先震持續鑽研人工皮膚的研究，兩年之後，在三軍總醫院創立台灣第一個皮庫，開發出具突破性的創舉「豬皮敷料」，覆蓋在病人的傷口上，對淺傷口的治療十分有效。儘管豬皮敷料價格實惠，但國家對生物科技的規範，包含保存條件、操作規範及製作環境卻越來越嚴格。醫院需要付出高昂的檢驗成本，只得放棄使用。這樣的結果，表面上看似有利於民眾，也是時代進步的證明，但是病患卻因此被迫只能使用價格較高的進口人工皮。

　　2005 年前後三總逐漸淘汰豬皮皮庫，王先震緊接著投入矽膠無細胞豬真皮製成的人工皮膚的開發。1992 年，王先震創立中華民國燒傷醫學會，擔任創會理事長。1996 年到 2004 年這 8 年期間，他擔任國際燒傷總會的副理事長。對於燒燙傷患者的減少，這些學會、基金會在宣傳上所發揮的效用功不可沒。

　　儘管燒燙傷治療是整形外科的基本，但因為治療過程辛苦，是人人都不想做的苦差事，王先震仍不以為苦。在學生陳錫根的眼中，王先震是位備受三總醫師敬重的啟蒙老師。王先震以身教樹立典範，儘管已屆退休年紀，依然兼顧醫療與研究，不僅假日會到醫院巡視病人，同時維持為整形外科醫學會投稿論文逐篇審稿與撰寫評論的習慣。

三總顯微手術推手　陳天牧醫德醫術兼備

　　1991 年陳天牧曾至美國杜克大學（Duke University）學習顱顏手術，1997 年陳天牧接任整形外科主任。以提升醫療服務品質為目的，

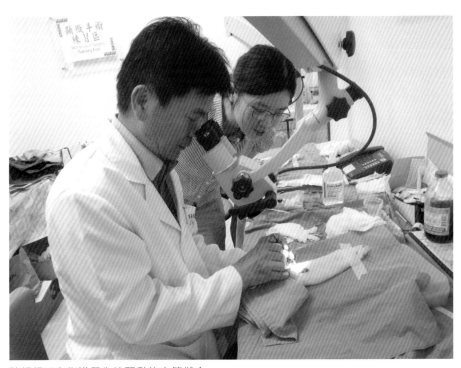

陳錫根正在指導學生練習動物血管縫合。

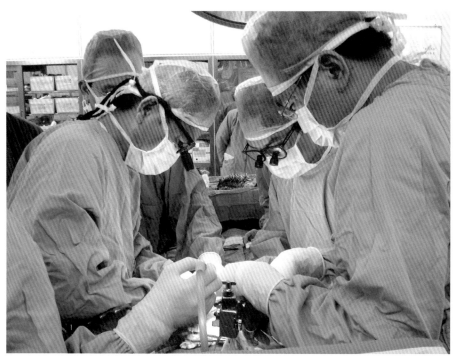

團隊正在進行顯微手術。

積極舉辦顯微手術訓練班，培養國軍優秀顯微手術人才，表現優異，並於 2010 年擔任整形外科醫學會理事長。

乳房重建專家 陳錫根協助病人抬頭挺胸

2008 年，被譽為顯微手術與乳房重建手術的專家——陳錫根接升整形外科主任，現職為三軍總醫院教學副院長的他，行醫 20 多年來，已經完成 500 多例乳房重建手術。陳錫根曾提及自己之所以踏入整形外科領域，是出於對整形外科可立即產生成效的嚮往之情。心思細膩、個性柔軟的他，在與患者溝通時，總是能站在患者的角度，耐心講解手術的執行方式與注意事項，使他成為病患間口耳相傳的好醫師。

80 年代時陳錫根剛進入三總，正值顯微手術蓬勃發展之際，他躬逢其盛，參與了許多顯微手術。三總顯微手術的成功率一直都維持在 95% 以上，這與陳錫根注重醫師的模擬訓練有關，每當儀器更新後，三總會將舊的儀器交給新進醫師，用在練習動物血管縫合上，包括內視鏡訓練、達文西機器手臂訓練、微創手術訓練及大體老師模擬手術等練習。訓練醫師手術時的穩定度，縮短他們精熟這些手術的時間。近年來，模擬訓練在醫學教育上也備受重視，教法、儀器和模擬道具皆不斷推陳出新，促使外科手術建立更為專業的醫療品質。

1997 年，陳錫根赴美進修，擔任美國加州大學舊金山分校（University of California, San Francisco）與埃默里大學（Emory

University）醫學院的研究員，兩者皆以其高水準的醫療水平聞名，其中前者更是與哈佛、史丹福大學齊名的美國最佳醫學中心。陳錫根在美國主要攻讀顯微手術與乳房重建研究領域。學習顯微手術的目的除了因應市場趨勢外，另一個目的是為了替軍人接回斷指。至於學習乳房重建，則出於陳錫根對台灣未來癌症動向的洞見：乳癌比例的攀升，必使乳房重建手術在將來成為整形外科中不可或缺的一環。當時台灣乳房重建手術風氣尚未形成，但全世界的乳癌案例卻已呈現逐漸增加的趨勢，儘管乳癌治療以切除為主，但是東西方患者的身體差異卻很大。乳房保留手術在西方相當盛行，但是在東方卻不適合，加上保留手術後，還需要進行電療，對病患身體的傷害也不少，因此將乳房全部切除後再重建，便成了另一種的治療選擇。

　　陳錫根建議，除非經醫師判定不宜立刻進行乳房重建手術，否則最恰當的時機為，確認病灶在乳房切除手術後已完全根除，患者即可立即接受重建，既能避免二次手術，也能擁有較美觀的效果。乳房重建大致可分為義乳、自體組織填補及自由皮瓣重建。「義乳」即是將鹽水袋或果凍矽膠袋植入患者皮膚和胸肌下面，做出與另一側乳房大小相當、形狀對稱的胸部；「自體組織」則是使用自身其他部位的組織，例如背部、腹部或者臀部填補至乳房；「自由皮瓣」是從腹部、大腿或臀部取得的皮膚及脂肪組織再移植到胸部，這項手術需要顯微手術技術，困難度較高。乳房重建手術的選擇相當多元，然而台灣乳房重建的比例卻不到 10%。陳錫根表示，他希望乳癌患者不只要活得久、還要活得好、活得有生活品質，要達成這樣

的目標，整形外科必須扮演著重要積極的角色。

「重建」是將身體缺損的部分進行修復的步驟之一，但如何避免對身體的傷害才是手術的關鍵所在。乳癌長坐我國婦女好發癌症第一名，陳錫根分享，早期尚未有篩檢機制時，多數女性即使發現乳房產生硬塊或出現傷口，卻礙於缺乏篩檢概念或社會風氣保守不敢求醫，因此錯過治療的黃金期。一些患者甚至在就醫時，已經出現流血、發臭一類的狀況。不過，自從政府自 2002 年開始提供 50 至 69 歲的婦女，每兩年一次免費乳房 X 光攝影篩檢，已經讓許多患者得以及早發現並接受治療，避免癌細胞繼續滋長。

「政府在醫療體系背後推動醫療政策，也是降低國人癌症死亡率的關鍵要素之一。因為要憑醫師一己之力，去推動正確醫療觀念畢竟是件難事。一位醫術精湛的醫師，雖然能夠拯救上萬人的性命，他影響的範圍仍不及政府推動一項良好的政策，促成整個社會觀念轉變的影響之廣。」

三軍總醫院副院長 / 前整形外科主任　陳錫根

八仙塵爆　燒傷治療權威戴念梓扛起重責大任

2015 年，國內燒傷治療權威戴念梓擔任整形外科主任一職，年收治上百名燒燙傷而需植皮的重症患者，更曾多次收治因軍事意外，造成燒燙傷的軍人重症病例。有一次金門軍方發生軍車失火意外，約莫 10 名軍人燒傷面積達 80% 至 90%，後送至三總燒傷中心，戴

念梓率領醫療團隊，從患者還有正常血液循環的少許皮膚，取出包含動靜脈血管的組織植入患部，才在萬分驚險中，幫助這些嚴重燒傷患者度過死亡關卡。除了醫療救治外，他更耗費十幾年的時間，研發出可加速傷口癒合的生物複合物膜，如今已榮獲多國專利與國內國家新創獎的肯定，預計未來可運用在臨床之上，幫助嚴重燒傷的病患。

2015 年的八仙塵爆事件，對甫上任整形外科主任的他，無疑是一場嚴峻的考驗。由於三總平時便時常進行大量傷患的演練，因此在事件發生時，才能以冷靜的態度及專業的判斷，迅速分析局勢，為病患做最適當的分配與治療。當時三總收治病患的人數高達 65 位，待病患被送進醫院，三總的醫師才發現由於爆炸威力過大，導致許多病患的身體重度燒傷，全身焦黑，幾乎可以用「體無完膚」來形容。經過整外醫師的判定後，醫院立刻協助有需要的病患進行「焦痂切開術」，否則焦掉的皮膚無法讓血液通過循環，將會導致肌肉的壞死；肌肉一旦壞死，小則截肢，嚴重則將使病患無法呼吸，危及性命的程度不容小覷。

在當時病患一湧而入的情況下，三總加護病房無法負荷所有的病患，只能將一般病房直接升格成加護病房，醫院將 41 個病房全部清空，暫停所有其他的刀，撥出比平常多一倍的開刀房給整形外科使用，醫療團隊每天不停歇地補皮、換藥、清瘡循環執行，將這些工作當成第一任務在執行。

在塵爆事件發生後的第 6 天後，患者經過急救、焦痂切開及清創等緊急治療後，已經進入植皮手術的治療，但仍有 57 名患者燒傷傷

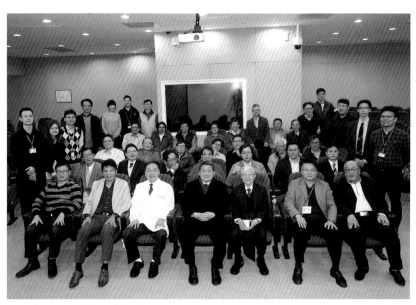

2017 年 12 月三總國防論壇。

口總面積高達 44 萬平方公分，約要需 74 名的皮膚捐贈者，但三總僅有 2 名捐贈者，需要的皮膚數量遠遠不足。幸好當時政府大舉介入協助，由衛福部從國外進口屍皮，加上院方也積極尋找人工皮因應，才齊心度過這次的難關。

當時院內每天早晚都要開會一次，集合社工師、胸腔科、重症科及血庫醫師，討論個案狀況、人員配合、注意事項及安排手術時間，如此戰戰兢兢地度過前三個月的忙碌高峰期。這期間陸續有日本和美國的學者來參訪，對於三總在醫療救護上的高效率，都感到十分

驚訝，並引以為仿效。支撐三總日夜不休地救治病患的動力，主要來自於團隊為救活每一條寶貴生命的根本信念。事發後，政府也開始正視台灣皮庫不足的問題，計畫在南北兩地，各成立一個皮庫中心，三總憑藉著累積多年的皮庫管理經驗，爭取到北區皮庫的設置，未來將可以供應北台灣所有醫院的皮膚需求。

展望未來 三總堅守專業、力求新發展

由於背負社會特殊使命，三總長期以來參與眾多軍方與社會的救治任務，包括東引官兵爆炸傷案例、宜蘭兵工廠爆炸案、金門軍車爆炸案以及八仙塵爆案等事件。這些因人為疏忽所造成的公安傷害，目前已逐年減少，一方面意味著國家公共安全管理能力的提升，公共安全的規範比以往來得嚴謹、安全。另一方面，整形外科的醫師也馬不停蹄地跟著時代的醫學發展前進，針對重建整形領域，持續探索新技術逐步發展，研究成果頗有進展。

陳錫根期待，伴隨著跨院人才的交流，以及三總整形外科與整形外科醫學會建立緊密的連結，三總能與各醫院切磋交流、共同協辦各種國內外醫學會，展現軍方醫院開明、不封閉的一面，持續穩步向前，帶領三總邁入下一個嶄新的全方位醫療世代。

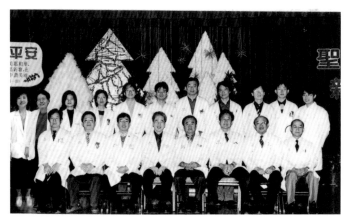

2002 年聖誕節時馬偕整形外科大合照。

馬偕歷屆整形外科主任
羅慧夫：1966-1975
林秋華：1975-1980
劉國欽：1980-1988
歐聖運：1988-1992
劉國威：1992-1996
蕭弘道：1996-2002
董光義：2002-2010
黃文成：2010-2012
張世幸：2012-2016
游家孟：2016- 迄今

馬偕精神：寧願燒盡，不願鏽壞

　　馬偕博士抱持著「寧願燒盡，不願鏽壞」的精神，以醫療傳道為宗旨，在 1879 年在淡水創辦偕醫館（馬偕紀念醫院的前身）。馬偕紀念醫院院徽是由代表醫療之「紅十字」與「焚而不燬」的圖案所構成，焚而不燬的圖案源自聖經，代表著犧牲、體恤與毅力，充分表現出馬偕醫院對自身的期許。

　　馬偕醫院重視病患，有五大努力目標：重視弱勢族群、偏遠地區、服務品質、生物醫學與健康照護。整形外科醫師歐聖運回憶到，在早期交通不發達時，馬偕醫院團隊時常到山區服務，例如宜蘭縣大同鄉四季村、南山村等地。在偏鄉部落裡，有許多肺結核與肝病的患者，都仰賴他們的醫療救治和經濟補助。如今開車只要兩個小時即能抵達的車程，在當年卻要跋山涉水走過偏遠的石頭路，有的時候單趟交通時間就要超過一天。從馬偕博士在自宅為民眾拔牙開始，經過一百多年的歲月後，注重醫病關係的馬偕團隊，至今仍一步一腳印默默地持續為台灣這塊土地付出。

馬偕文化與整形外科制度

　　創辦馬偕整形外科的羅慧夫除了深耕唇顎裂治療領域，為馬偕整形外科創建良好的根基外，他對於科內的文化與氛圍影響尤深。不同於傳統醫院採用較為嚴格的管理和指導方式，他所傳承的指導方

式偏向愛的美式教育，講究寬容，注重氣氛和諧與互相尊重。在馬偕，同仁平常很少直接稱呼主任，即使頭銜和職位不同也都是稱呼對方為大夫。

馬偕的管理精神，對外面對病患，由於開刀事關人命，在手術或是專業治療上的要求很是嚴謹；對內面對同仁，則不論輩份都能針對手術方法開放式的提出想法，一起討論解決，絕不以指責的態度辱罵。這樣的管理方式講究面面俱到，要如何拿捏嚴厲和寬鬆的尺度，更不容易。由於整形外科屬於一門非常細膩的科別，特別注重病患的心理層面，羅慧夫平易近人的管教方式對醫師人格的養成也很有助益，幫助醫師不只具有專業，更應該成為一位具備包容、同理心的醫師。

相對應馬偕的文化氛圍，馬偕的整形外科主任制度採取依年資輪替的方式。制度規劃為一任兩年，大多會任職兩任四年，超過的有如劉國欽與董光義，皆因為人才斷層之故，曾經擔任八年主任醫師的職務。主任的例行工作包含管理、訓練、教學，也需肩負行政的工作，責任比較重大，對醫師來說是個很好的挑戰與學習。

馬偕特別注重醫師在實務層面的訓練，並重視開刀復原的成果。馬偕早期過去無法像一般公立教學醫院，可以在研究領域投入資源、付出心力，直到 2009 年 3 月，教育部通過馬偕醫學院的立案申請，成為全台第 12 所醫學院，馬偕終於能以更完善的制度培育新血。

看好馬偕醫學院的未來發展，歐聖運期待未來能有更多年輕醫師共同投入經驗傳承，藉由整形外科醫學會的運作，跨院交流專業經驗，持續發揚馬偕關懷弱勢、以愛為本的精神。

創辦初期 五創科元老貢獻良多

創辦初期，由羅慧夫、陳明庭、林秋華、蔡裕銓以及劉國欽五位齊心合力經營起馬偕整形外科，當時是馬偕整形外科最光輝燦爛的黃金年代。淡水分院在 1971 年開張，當時分院只收治外科病患，設備簡陋且交通不便，科內有 A、B 兩區開刀房，B 區執行一般外科手術，A 區則全部歸屬於整形外科，內有三間開刀房。

「因為我們三個人（羅慧夫、陳明庭、林秋華）結合以後，全省的病人都集中到馬偕去，馬偕很短的時間內變成最有名的整形外科醫院。」

馬偕醫院 整形外科元老 陳明庭

「當時先天性顱顏缺陷的病患很多，從白天開刀到黑夜，一天最多能開十多台刀。直到產檢發達後，具有先天性顱顏缺陷的胚胎可以事先被篩檢出來，此類型手術的開刀數量才因此降低。」

馬偕醫院 前整形外科主任 歐聖運

陣容堅強的前輩以唇顎裂手術，為馬偕整形外科奪下台灣第一的招牌。同一時期，羅慧夫也在馬偕創造無數的台灣第一紀錄，創辦民間第一間燒燙傷中心、加護病房、小兒麻痺復健中心，以及痲瘋病的皮膚中心等單位。

1976 年羅慧夫、陳明庭、蔡裕銓三位醫師相繼離開馬偕，繼續開拓台灣整形外科的發展，儘管離開，但他們所流傳下來以服務病患作為天生使命的榮譽感，仍然在他們離開後，持續地影響著院內的醫師。

　　1976 年林秋華、劉國欽兩位元老以信望愛的精神扛下營運重擔，林秋華在進入整形外科領域前，已是一名出色的一般外科醫師，羅慧夫赴美習得唇顎裂技術後，兩人教學相長，彼此激勵。林秋華是著名的「連續開刀手」，一天可以開十幾台的手術。林秋華有位姪女林靜芸同樣在馬偕擔任整形外科醫師，林靜芸回憶在馬偕受訓的日子，都是七點開始開早會，時常週一到週六，整天都待在醫院，從沒看過太陽。儘管忙得沒日沒夜，然而當時各種各類的整形、重建、顯微手術，讓她充分感受到馬偕學習資源之豐沛。

　　林靜芸到馬偕不久後，正巧碰上政府因為擔憂能源危機，與沙烏地阿拉伯展開醫療合作協議計畫。政府派遣臺大與馬偕醫師組成醫療團隊到沙烏地阿拉伯。在人生地不熟的環境中，林靜芸還自行攜帶大量教科書過去。在當地，台灣與埃及的醫療團隊必須彼此競爭，爭取主要醫院的經營權。在與體質、語言較為相關的心臟外科、骨科上，由於埃及與阿拉伯人地緣較親，因此台灣在競爭上較不吃香，而台灣整形外科縫補的結果略勝一籌則可在病房中高下立判，台灣整形外科的知名度很快地就在阿拉伯間流傳開來。林靜芸也才了解馬偕整形外科給了她很好的訓練。

　　林靜芸在馬偕醫院任職十二年，她回憶叔叔林秋華，是醫路上的典範。林秋華樂於教學從不藏私，並且勇於接受新的事物，他四十

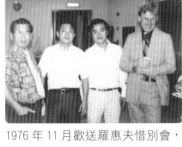

1976 年 11 月歡送羅惠夫惜別會，
（左起）副院長黃文鉅、林秋華、
歐聖運、羅惠夫。

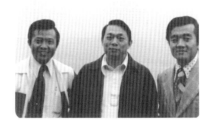

在馬偕的第一代元老離開馬偕後，
（左起）劉國欽、林秋華、歐聖運
三人共同扛起馬偕整形外科的發展。

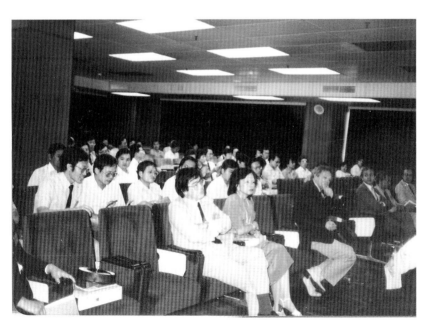

1983 年馬偕舉辦顱顏畸形，顯微手術，美容手術研討會，邀請世界級大師夏威
廉（Robert Flower）參加，中為林靜芸。

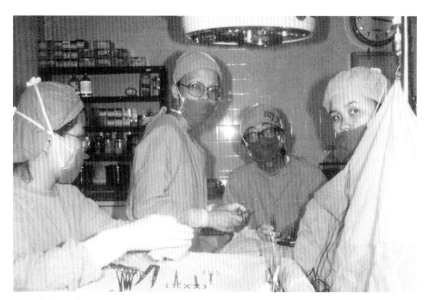

1990 年在馬偕開刀時攝影,林靜芸在馬偕手術室,當時整外流行一個壞習慣,口罩不遮鼻方便呼吸。

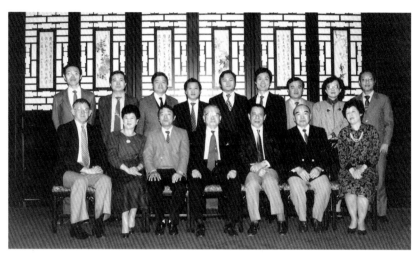

1986 年台灣主辦東方美容外科醫學會，Ohmori 日本整形外科前輩教授（左四）
來台參與活動。

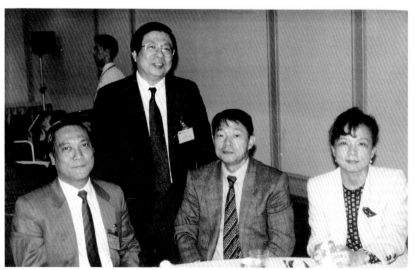

（由左至右）李偉卿、呂旭彥、林秋華、林靜芸四位醫師一起在日本參加醫學會。

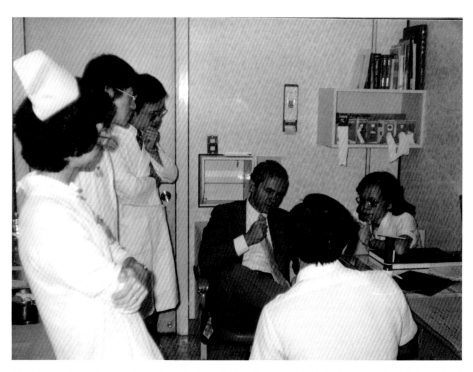

美國紐約大學 McCarthy 教授來馬偕醫院教學；教授左側是林佐武醫師，右側是林靜芸醫師。

歲去密西根大學進修見習、五十歲去日本學習顯微手術、六十歲去學內視鏡與雷射，可說是一生從沒停止創新。林秋華對於手術的要求很高，若有不符合就要求全部拆除重來，林靜芸認為在臺大擔任住院醫師受訓的期間她學會尊重生命，而馬偕教她精緻。為了病人的好再重來幾次都是值得的。

不忘教誨第二代 歐聖運接棒傳承

在唇顎裂手術因產檢的發達而逐漸減少後，因為工業發達，邁入斷指重接的時代。有鑑於斷指重接的功夫很精細，年輕醫師眼力好、動作靈活，較有體力執行費時的精密手術，此類型手術主要多由年輕醫師主刀，資深前輩從旁協助輔導。

歐聖運曾經為了醫治過一位斷了四根手指的董事長，從晚上九點開始接到隔天下午一點，整整進行了 16 個小時不間斷的手術，期間既沒吃飯、也沒睡覺，出開刀房時只覺得眼皮沈重到眼睛都快睜不開了。儘管技術困難、工時很長，但想到病患能夠因此回歸日常生活，這樣的任務對年輕醫師來說仍是一種難忘的挑戰。

工業發展帶來的除了零星的事件外，對於整形外科更大的影響則是其他大型災難的意外。1979 年 7 月 13 日撫遠街爆炸案發生，馬偕總共收治 20 幾位的燒燙傷患者。然而這些病人在到院前，已受到嚴重的燒燙傷，再加上資源不足，這場災難最終的死亡率因此不低。1990 年 4 月 12 日，台中縣外埔鄉鋐光公司地下丙烷管路外洩爆炸案，造成 43 人死亡、29 人輕重傷。當時南部的醫院發生拒收事件，所

有病患緊急送往北部，救護車在高速公路上奔馳，將病人一床床的送進馬偕醫院。當時馬偕因此超收很多病患，在病床空位和人力調度上都相當吃緊，許多退休的醫師和護士皆被請回來幫忙共度難關。

在這兩場意外中馬偕醫院放下自己的利益，將所有資源投注於傷患的救治。儘管當時其他醫院拒收，而馬偕秉持著人飢己飢的精神收治了許多病患，實為義舉，然而以最終的復原結果而論，當時院內整形外科醫師都感到甚為遺憾。針對這樣的案例，內部後續也進行了檢討，其實以當時馬偕的規模和人力實在難以負擔這麼多病患，在這類型的大型災難事件中，應該如何同時顧及人道精神與病患權益，也成為馬偕整形外科一個重要的議題。

越是黑暗，光明的燈就越亮。在這些社會意外事件中，總能看到馬偕的身影。這樣的義舉大幅提升馬偕醫院的聲譽。「幫助別人，就是在幫助自己。」挺過開科元老逾半出走，並經歷兩次大型社會災難事件的重創，馬偕醫院曾經面臨倒閉危機，但因著留下來的馬偕人，願意繼續秉持著創辦初衷，默默的持續服務人群，也讓馬偕在加入公保、勞保特約後，獲得維持穩定發展的動能。

劉國威蕭弘道持續深耕整形外科 不忘燒傷根本

走過最艱辛的時代，進入醫院營運相對穩定的時期，在 1992 年及 1996 年，由劉國威與蕭弘道接手整形外科。劉國威曾赴美國肯塔基大學（University of Kentucky）與路易斯維爾大學（University of Louisville）進修，擅長手外科。田徑十項全能名將古金水曾經左手

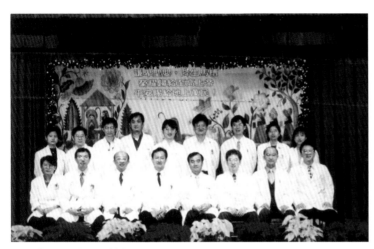

1998 年聖誕節時馬偕整形外科大合照。

重建階梯圖（Reconstructive ladder）

層級四	皮瓣手術
層級三	植皮重建
層級二	直接縫合
層級一	自行痊癒

三隻手指遭電鋸鋸傷，前面肌腱幾乎全斷。劉國威領導醫療團隊，以顯微手術接通斷裂的血管及神經，以肌腱縫合法接上肌腱，手傷復原情形良好，未影響到其日後的運動生涯。

蕭弘道則是擅長自由皮瓣轉移手術，是整形外科中最難、最大型的一項手術。自由皮瓣手術時間為六個小時起跳，難做的甚至長達十二個小時，因此也常有開刀到天亮的情況。1997 年發生一起「臺北市拔河斷臂事件」，數十名參加者受傷，其中更有 2 位傷者的左手臂當場斷掉，事件透過媒體轉播，震驚全台。蕭弘道則是主持主要救治工作。

積極發展新技術，也不忘馬偕整形外科的根本。1988 年馬偕醫院跟美生慈壇社共同成立了兒童燙傷基金會慈善機構。1992 年在董光義剛升任主治醫師時，經劉國威的指派，希望他能夠持續鑽研燒燙傷領域。董光義漸漸的在燒燙傷領域投入越來越深，2007 年時，受到醫院指派，擔任兒童燙傷基金會的董事長，自執業以來，與燒燙傷領域可說是淵源深厚。

兒童燙傷基金會成立初期時，醫療補助是主要的業務。不過隨著健保制度的建立，大部份醫療需求已被妥善規劃，因此不再以醫療補助為主軸，轉而以預防教育宣導為重點，現在的學童都能夠琅琅上口的燙傷五步驟「沖脫泡蓋送」，即是由兒童燙傷基金會中所推廣出來的。

基金會也執行與燙傷相關的周邊業務，舉辦燙傷兒童國際夏令營，規劃五天四夜的活動，每年約有 100 位小朋友參與，需動員 50 到60 位的工作人員。夏令營中的每一項課程其背後都有意義，將所有

的觀察與復健都隱藏在活動中，除了追蹤小朋友體能的狀況外，同時增強他們的自信心並培養與同儕的溝通能力，對小朋友而言是燙傷康復過程中一個重要的訓練。

意外的世代英雄 董光義、張世幸、游家孟扛起重任

八仙塵爆那天晚上，一接到消息，在急診室緊張的氣氛中，馬偕立刻發佈「急診 333」，大量傷患的緊急應變機制。機制啟動後，除了一級主管的手機皆會自動收到簡訊通知召回（call-back），所有在那個時段能夠空出來的人力，全部都要放下手邊的工作到急診室報到，不僅醫師、護理師，連事務員、行政人員、清潔管理人員全部都要動員。

事發當晚，馬偕外科部的主任正是以燒燙傷為志業的董光義。

「我腦海中立刻開始規劃起三個 S 的應變方案，一個是 space，要在哪個空間治療病患，一個是 supply，有沒有足夠的物資、敷料能夠處理，第三個是 staff，現場有沒有足夠的人力。這三個 S 需要考慮之間的對應關係，在急診室內分秒必爭的時間下快速完成決策。」

馬偕前外科部主任 / 前整形外科主任 董光義

空間方面，馬偕身為全台燒燙傷中心始祖，在台北馬偕的燒燙傷中心共有八床床位，其實已是不少。然而，離現場最近而未備有燒

燙傷病房的淡水馬偕總共湧入了 80 幾位病患。幸好當時內科正好有一個即將啟用的骨髓移植病房，由於骨髓移植病房所規範的隔離措施是所有醫療領域的最高等級，與燒燙傷中心相比，只少了開刀房。於是經過協商，將最嚴重的病人轉入，作為臨時的燙傷中心。

物資方面，台北馬偕急診收了 25 位病人，是平常的五倍人數，急診室的物資根本不敷使用。時光彷彿回到歷史上撫遠街爆炸案的那一晚。對於這種重度燒燙傷的病人，醫院的立場非常矛盾，第一存活率不高，第二投入的人力與金錢是無法回收的，幾乎相當於在做公益。當年在林秋華外科部主任的指示下，馬偕來者不拒地收容病人並調度人力、物資，也由他個人承擔下所有可能的責任。經過 36 年，董光義不忘前輩的典範。

在人力方面，董光義將八位整形外科主治醫師分成一半，全員暫停下營收最高的美容整形業務。他指派當時的整形外科主任張世幸、整形外科醫師游家孟共同負責淡水馬偕。董光義個人則坐鎮台北馬偕急診室，將重度的病人指派比較資深的整形外科醫師搭配護理師處理，中度的安排其他科的外科醫師或是急診室醫師處理，輕度的病人則轉到內科醫師與實習醫師處理。

最難能可貴的是，1979 年的撫遠街爆炸案是許多老馬偕人的傷痛。36 年後，當年在現場第一線、如今已離職的醫師，包含蕭弘道、蘇茂仁等 19 人，全體自動回歸幫忙。對於老馬偕人來說，能夠再次投入燒燙傷的救治，彌補當年的遺憾，共同見證台灣醫療的進步與奇蹟，更是他們心中莫大的感動。

這場意外不只動員整形外科前輩，也激發新世代對於醫療服務的

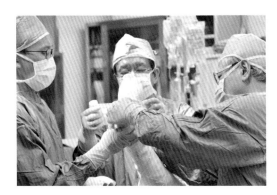

治療黃金期間，醫療團隊每天不眠不休的為病患進行換藥。

價值認知與工作熱忱。有幾位護理師於休假時去到八仙，在現場看到這樣的情況，立刻知道將會有大量傷患送進馬偕，於是他們身著休閒服，直奔醫院，披件工作袍就立刻投身於工作。在最痛的災難中，老、中、青馬偕人，用自己的力量為台灣無數個家庭縫補了疤痕，帶來了希望。

當晚忙到晚上 11 點多，總共收治了 61 位住院病人，急診 333 的緊急狀態才結束，三個小時的混亂終於告一段落，迎面而來的是接下來漫長的治療與復原期。隨後有些非台北人的傷者也轉診回居住地。最終馬偕共完整參與了約 50 位病人的救治，分別是淡水、台北各半。

馬偕燒燙傷治療的特色是團隊很強，不是只有醫師能夠開刀照顧病人，護理師、社工師、營養師、職能治療師跟物理治療師，原先就是一個默契絕佳的團隊。在八仙塵爆的意外中，團隊合作無間的

模式在兩個院區都充分的發揮，所有病人一直都受到妥當的照顧及追蹤。這次受傷的傷者平均受傷面積約 51%，在過往 51% 被判定為一半的死亡率，然而在這次的不可能任務中，只有一位的因傷重過度無法救治而不幸身亡。從 6 月 27 日到 11 月底，約五個月的時間，病人就全部都能出院了。

在這次的挑戰中，兩位前後任整形外科主任醫師也表現傑出。張世幸過往於研究領域表現優異，不僅攻讀博士學位，對於臨床和基礎研究都多有涉獵，在八仙塵爆中負責照顧美國傷者亞力克斯哈斯 (Alex Haas)，亞力克斯屬於八仙塵爆中受傷最嚴重的一批人，遭受體表面積 90% 的二至三級燒傷，還合併吸入性肺部損傷，原先他的父母非常焦慮地透過各種方法要將他轉診回美國，來到台灣後發現馬偕的醫療團隊處置的相當妥善，便放下掛慮，讓他在台灣進行後續的醫療救治，並順利的於 9 月出院。

在張世幸離職後，游家孟臨危受命接任主任。儘管任務來的臨時，但他卻依然扛下所有主任事務的重責大任。游家孟同樣擅長燒燙傷，但也受過相當的顯微手術訓練。曾赴日進修學習超顯微手術，此技術以接淋巴管為主，淋巴管管徑的尺寸小於一個 mm 大小，比起血管管徑更小，更需要技術與耐心實踐。

「馬偕整形外科曾經培養出無數技術精湛的整形外科前輩，有的雖然已經離開醫院，但我期待能將他們找回來，進行知識傳承，讓年輕的醫師視野更廣。」

馬偕整形外科主任 游家孟

2016 年 6 月八仙事件屆滿一年時，馬偕醫院為鼓勵傷友積極復健，同時也讓傷友努力復健的成效被看見、增加回歸社會的自信，在淡水河畔舉辦了一場別開生面的路跑活動。共有 54 位傷友共襄盛舉，在家屬、醫護人員的陪伴下忍受身體不適，成功挑戰近四公里的路跑和復健評估關卡。董光義說，藉由路跑希望激發傷友潛力，避免在過度保護下，傷友難以恢復自信心；復健的路還很漫長，建立起信心才會有動力持續下去。

　　平均起來整體傷友的復原，在第一年傷口癒合並復健，第二年完成重建，許多病人回診的時間已可以逐漸延長。也因此在事件兩週年時，馬偕團隊為傷友規劃更困難的合歡山攀登活動，做為自己的挑戰和心態上的突破。合歡山為標高超過 3000 公尺的百岳之一，這樣的挑戰極度考驗傷友們的能力、體力，也因此馬偕很早就向傷友們宣佈這次消息，讓他們能提早自主訓練。消息一宣布之後，獲得踴躍迴響，共有 47 位傷友與家屬共同參與。

　　為了因應高海拔可能帶來的高山症、體力適應問題，馬偕燒燙傷團隊的醫護團隊也嚴陣以待，作了充足的準備，行程中的吃、住、交通都經過社工師呂碧漪特別的設計，例如並未直接攻頂，而是先在山上住宿一晚，讓他們先適應高海拔的含氧量與氣候後，隔天再進行挑戰，並在中午時成功在合歡山主峰插旗。馬偕總共出動超過 20 人的工作團隊，陪伴傷友共同見證攀登高峰、迎向陽光的這一刻。

　　馬偕團隊多年來在燒燙傷治療，都是貫徹「以病人為中心」的精神，在八仙塵爆的事件之中，馬偕徹底將傳承百年的能量發揮出來，

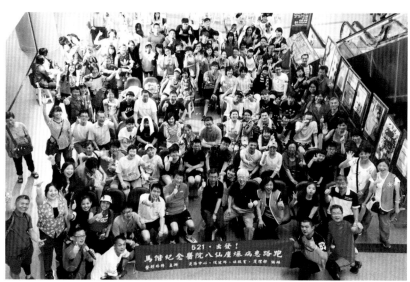

2016 年 5 月 21 日塵爆傷友路跑大合影，這是馬偕團隊傾全力拼救治的最佳證明。

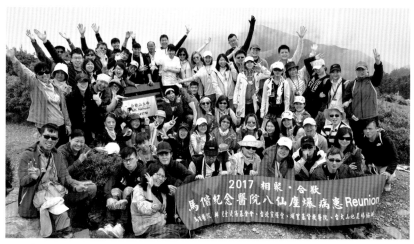

2017 年 7 月 2 日馬偕舉辦團聚活動，團隊帶領八仙塵爆傷者登上合歡山主峰，挑戰一般人也少有的「百岳經歷」。

締造了震驚世界的復原紀錄。不只關注存活率的數字，馬偕更注重醫療的品質、強調後續的治療，除了身體上關節活動的恢復、肌力的增強，最重要的目的是「回歸」。讓所有傷者有能力回到家庭、學校或工作，這是整形外科的終極目的，也是整形外科存在的重要價值。走過撫遠街爆炸案、鎔光爆炸案、八仙塵爆這些重大戰役，馬偕團隊在燒燙傷領域的無私奉獻為眾人有目共睹，不負其「全台第一燒燙傷治療重鎮」的美譽。

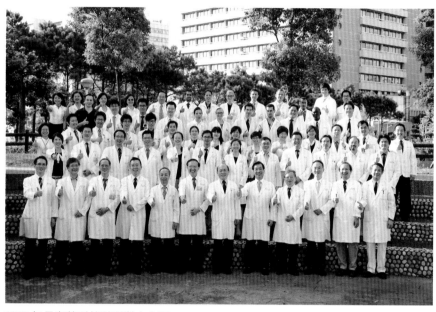

2012 年長庚整形外科團隊大合照。

林口長庚歷屆整形外科主任
羅慧夫：1976.12-1992.06
陳昱瑞：1992.07-1993.12
魏福全：1994.01-2000.12
陳宏基：2001.01-2003.11
莊垂慶：2003.12-2006.08
羅綸洲：2006.08-2009.12
林志鴻：2010.01-2016.06
廖漢聰：2016.07- 迄今

世界標竿 整形外科重鎮

　　長庚醫院於 1976 年由台塑企業集團創辦人王永慶先生投資創設，創院初期延攬美國醫師羅慧夫先生擔任創院院長兼整形外科主任，草創時期，科系僅有兩位醫師羅慧夫及蔡裕銓，之後陸續成立燒燙傷中心、顱顏中心（唇顎裂、顱顏外傷、顱顏腫瘤或顱顏先天性整形）、顯微中心（斷肢接肢、異體組織轉移、游離組織皮瓣轉移等所有需要顯微手術的重建整形以及手外科）、外傷整形中心（所有和外傷有關的整形重建）以及美容中心。所有整形外科教科書所見到的整形重建 （包括 reconstructive and aesthetic surgery）在長庚醫院均可見到。

　　美國哈佛大學整形外科主任古德溫（Goldwin）曾說：「沒來過台灣長庚醫院接受過整形外科的洗禮，不算接受過完整的整形外科訓練。」。美國年度最佳 20 名醫院榮譽排行榜首的美國梅約醫學中心整形外科教授 Dr.Mardini，也譽台灣長庚醫院整形外系顯微重建中心為世界級的標竿。

　　長庚醫院被認可為世界極有名望的醫療訓練中心，除了有完整的儀器與實驗室，並且有詳細的分科，如治療顱顏、唇顎裂、先天顏面畸形等顱顏中心，羅慧夫院長與陳昱瑞院長皆是此類手術好手；顯微外科中心亦擁有極為優秀的醫資陣容，如魏福全院士、陳宏基教授（後轉至他院），莊垂慶教授，鄭明輝前院長；以及外傷整形科林志鴻院長、陳建宗院長；精熟燒燙傷的楊瑞永、莊秀樹等人。

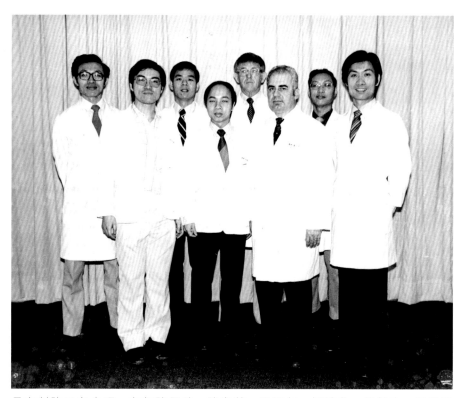

長庚創院元老合照。左起陳昱瑞、陳宏基、翁昭仁、楊瑞永、羅慧夫、盧科思
（Christopher Leuz）、蔡裕銓、魏福全。

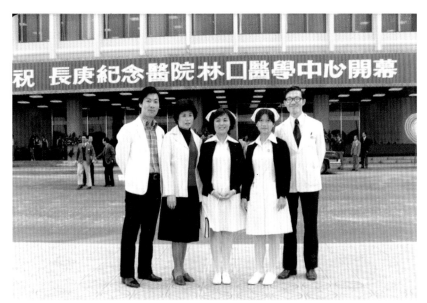

1978 年長庚紀念醫院林口醫學中心開幕合影。

　　這些醫師專精、深耕特定領域而揚名國際。並且永遠以身作則，時常三更半夜還能在開刀房見到他們手術的背影。身處大醫院，當行政工作的重擔越重時越容易脫離臨床，但是在長庚，儘管行政工作繁重，他們仍堅持於臨床工作。

　　長庚整形外科每年約有五位專科訓練員額，平均林口長庚每年四位名額，高雄長庚每年一位名額，可說是台灣整形外科重要的培訓起源地。基隆長庚更於 2018 年首次通過整形外科專科訓練醫院的資格，現也有一位訓練名額，發展後勢看漲。與羅慧夫共同創辦長庚整形外科的蔡裕銓，老驥伏櫪，志在千里，後來在去到童綜合醫院

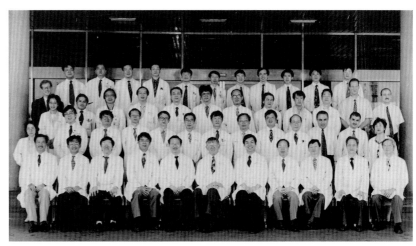

1995 年長庚整形外科團隊合影。

發展整形外科。他們培訓的醫師，一部分留任長庚，一部分向外發展，成為台灣整形外科體系發展的重要推手，包含陳宏基、鄭勝峰、楊振、翁昭仁、馮冠明、陳國鼎、張長正以及許多開業的美容外科醫師等人皆是。

羅慧夫嚴格訓練　累積長庚整形外科堅實基礎

第一任科系主任羅慧夫被譽為「台灣長庚整形外科之父」。1976年擔任長庚醫院院長，1979 年在林口長庚主導台灣第一個燙傷病房成立，1980 年於台北長庚創設顱顏中心。兼具傳教士與醫師身分的羅慧夫對醫師們的外語能力要求特別嚴格，所有晨會都要求以英文

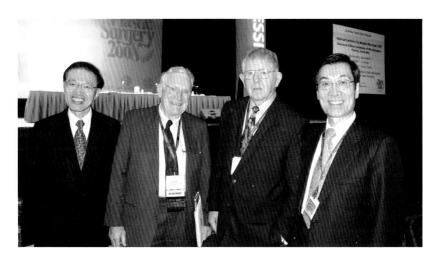

1996 年參與國際會議，羅慧夫積極培養學生具備國際接軌能力。

進行，養成外語報告的傳統，這也是長庚能接軌國際的基礎。

　　羅慧夫仿照國外訓練，給予住院醫師嚴格要求，每年從國外買進考題，給住院醫師考試以驗證實力。並將住院醫師送去國外參加考前補習班，利用兩天的時間將所有課程做精簡複習與口試測驗，從病例問答到衣著談吐，親自督導糾正。長庚如今在國際上的表現受到全球肯定，擁有良好的評價，可歸功於住院醫師期間的訓練，也可看出羅慧夫在長庚醫師身上所下的用心。

　　在羅慧夫擔任科主任期間，每個禮拜會有一次晨間教學和病人訪視。六點鐘的查房每次都有主治醫師隨行，在參訪病人的時候同時教學。醫師除了要早起外，還需要對羅慧夫的問答有所準備，因此平日溫習不可疏忽，必要有備而來。有些醫師擔心遲到，甚至前一

天就直接睡在醫院。

　　他規定所有升任主治醫師均需出國訓練，並要求每位醫師出外受訓回來必須有一強項比他強，精神令人敬佩。在他以及蔡裕銓兩人嚴苛的訓練下，培養出許多表現卓越的醫師，例如精熟困難重建手術並在行政領域有傑出貢獻的陳昱瑞、世界級顯微重建權威的魏福全、在食道重建出名的陳宏基，在顯微神經重建上有名的莊垂慶，在乳房重建及淋巴水腫手術出名的鄭明輝，在下肢重建出名的林志鴻、擅長高難度內視鏡手術的陳建宗、深耕皮瓣移植手術的鄭勝峰等人，皆可見羅慧夫在教學上的成功，及青出於藍更勝於藍的求好心切。

陳昱瑞醫者仁心　大器風範帶領長庚格局大躍進

　　如果說羅慧夫為長庚整形外科立下堅實的基礎，陳昱瑞就是徹底傳承並發揚羅慧夫精神，帶動長庚整形外科發展的關鍵人物。陳昱瑞曾擔任長庚整形外科主任、林口長庚外科部主任、林口長庚醫院院長、長庚決策委員會主任委員。

　　陳昱瑞的行政管理精神來自羅慧夫。第一個，熱愛工作，全體共好。從前王永慶先生在時，總會說「獅頭帶獅群，牛頭帶牛群。」一個領導人什麼樣子，就會帶什麼人出來。羅慧夫的模式是「水漲船高」型，他在船上，希望每個人的水位都持續上漲，如此他自然跟著上升。第二個是，樂觀。第三個是自知不完美。陳昱瑞發現成功的人多不掩飾缺點，適時的將缺點秀出來，反而更好。陳昱瑞在

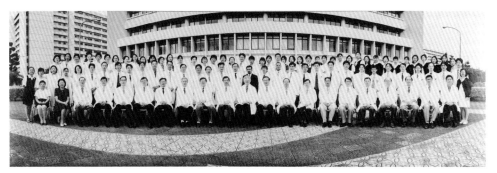

1999 年羅慧夫離台前與長庚整形外科團隊合影。

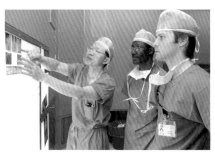

2007 年陳昱瑞在開刀房，指導外國 fellow 如何進行手術。

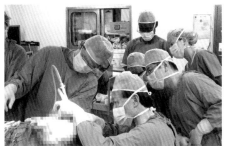

2007 年陳昱瑞執行顏面手術，圍觀 fellow 聚精會神學習。

長庚除了行政領域貢獻良多外，他在醫療領域也有卓越成就。

　　1979 年羅慧夫安排陳昱瑞前往美國達拉斯西南醫學院以及加拿大多倫多大學整形外科暨多倫多兒童醫院進修顱顏重建美容、正顎手術。達拉斯是全美有志從事整形外科住院醫師的第一名志願，錄取率只有三十分之一，很難進去。陳昱瑞進去後，才發現他們拼的程度，甚至超越以血汗醫院聞名的台灣十倍。多倫多兒童醫學院是北美數一數二的頂尖兒童醫院，其顱顏中心更是世界出名。返台後他秉持著羅慧夫關切先天性缺陷孩童的精神，以困難重建手術為一生的志業，建立台灣第一個顱顏中心，成立台灣顱顏醫學會，為許多先天性缺陷的孩童重新找回自己的面容。

　　「我的老師羅慧夫說我們能當醫師是一個 PRIVILEGE（特權，更好的中文翻譯是福份）其實這不容易，做這些事情是一種挑戰。病人把生命完全交給你，這是一種信任。我們的態度就是把人家不敢做、不能做的都要做到最好。我覺得台灣醫療的技術與倫理是非常好的，台灣應維持這樣的理性優勢，這是台灣很重要的瑰寶，這樣的優勢，不應該輕易喪失。」

長庚紀念醫院決策委員會主委　陳昱瑞

　　「羅慧夫所帶領下的整形外科團隊有個難能可貴的特點，就是尊重學生的專業，樂於看到學生在專業領域超越自己。一旦學生出國深耕學成特定領域專業後，老師絕對不再插手該類型手術。」

基隆長庚紀念醫院院長　陳建宗醫師

陳昱瑞效法羅慧夫，同樣提攜後進不遺餘力，原先執行許多外傷手術的陳昱瑞，在學生陳建宗、賴瑞斌歸國後，就全面將此類手術案例移轉給他們。陳建宗曾分享，在長庚醫院升上主治醫師後即會面臨不一樣的次專科發展選擇，如顱顏、燙傷、腫瘤切除重建等手術。長庚的傳統是鼓勵主治醫師前往國外進修次專科領域，幾乎超過八成的主治醫師都曾出國進修。這樣精細分工的栽培方式，促使長庚整形外科醫師能夠充分累積專業經驗，深耕特定領域，帶動長庚整形外科品質多元化並重發展。

　　陳昱瑞擔任整形外科主任期間，每月安排所有住院醫師進行選讀『美國整形外科雜誌』的報告，研讀許多外國醫療專刊與美國整形外科聖經教科書，學生們稱之為 "Grabb and Smith"。儘管可以邊聽報告邊吃小點心，但因為是英文期刊，學生準備起來壓力很大，其實都吃得很緊張，報告完才能鬆一口氣。

　　陳昱瑞除了對教學不遺餘力外，他對推動台灣整外醫療揚名國際更有莫大貢獻，從國外進修回台後，於 1980 年開始建立顱顏團隊、1987 年正式設立了全國第一、也是東南亞第一個「顱顏中心」，由整形外科醫師、牙科醫師、個案管理師以及資訊室同仁共同組成，其中和陳昱瑞同時至加拿大留學的矯正牙科醫師黃炯興扮演要角。醫療團隊除了服務台灣地區唇顎裂病患達三萬餘例，還包含先天性顱顏畸形患者千餘例，並致力於推動跨國臨床與基礎研究。1983 年 Tessier, Munro 共 18 個創始成員於法國成立全世界第一個國際顱顏學會（ISCFS），陳昱瑞成為第一屆七個新會員中的一位，陳昱瑞

不僅是全亞洲第一個會員，1995 年更被選為秘書長，1997 年接任理事長後，於 1999 年九二一地震後的十月底，於台北圓山飯店舉辦國際顱顏醫學會年會。

在陳昱瑞的領導下，長庚顱顏中心名聲享譽國際，成為世界著名的唇顎裂暨顱顏醫療中心，在 2009 年頒獲國家醫療品質獎金獎肯定。此獎項金獎的頒發標準必須是在學術性與各領域層面上，與世界上最高指標醫院具有相同標準，才能獲得肯定，因此多年來此獎項時常從缺。在與被認可為世界第一的美國紐約大學顱顏中心，就各種指標複合評比後，長庚顱顏中心獲得此項殊榮。

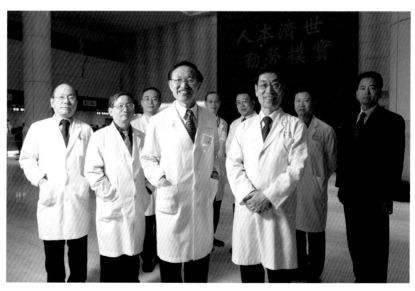

（前排左起）林志鴻、莊垂慶、陳昱瑞、魏福全。
（後排左起）張承仁、陳建宗、陳國鼎、羅綸洲、鄭明輝。

陳昱瑞擔任院長職位期間，積極培養各科人才、促進跨科交流，他建立顱顏牙科、呼吸胸腔科、耳鼻喉科綜合三科的睡眠中心，另創立頭頸部癌症小組。他要求各科必須常常聚在一起討論病例，共同分享知識、研發新技術，以期培養出更優秀的臨床醫師。

整形外科與牙科的優良合作就是典範。陳昱瑞致力推廣手術優先式的正顎手術。此類手術方式全世界目前長庚最為精熟。原因有二，在技術層面，長庚的矯正牙科跟顱顏外科合作的默契佳；在社會環境方面，因為不符合外國健保給付的機制，在國外難成主流，但隨著陳昱瑞不停獲邀出國演講，此項新興觀念也逐漸推廣至歐美，甚至吸引全球整外醫師與教授共同前來研習，並引導歐洲對正顎矯正牙科給付制度的改革，長庚整外發展的潛力與陳昱瑞的領導力可見一斑。

外科醫師中的第一位中研院院士
魏福全顯微手術揚名國際

魏福全教授為顯微重建專家，不僅在國內顯微重建外科中佔有一席之地，在國際中也享有顯赫聲譽。1979 年，魏福全的老師羅慧夫送他出國，他選擇到加拿大多倫多大學附設醫院進修整形外科。當時的顯微重建仍是剛起步的技術，充滿著許多不確定性。

1981 年學成歸國後，魏福全建立一支顯微重建醫療團隊，並帶領團隊竭盡全力發展此領域，長庚整形外科今日輝煌的成績除了源於不斷研創新手術技巧，病患術後的照顧與相關設備支援也是不可或

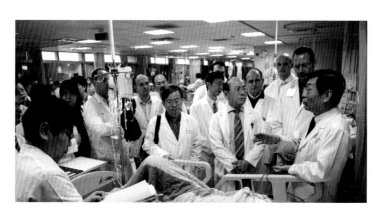

床邊教學。

缺的一環，當時的張昭雄院長鼎力支持他成立顯微重建手術加護病房，並設立專屬的整形外科復健治療中心。

加護病房一般都是給生命危急的人，但對整形外科來講，皮瓣手術也是十分危急的手術，假如沒在早期發現血管堵塞，所能承受的缺氧時間有限，若沒及時搶救，原先長達八個鐘頭、甚至一整天的努力都將化為烏有。顯微手術加護病房有效確保術後發展與照顧，大大提升病患七到九成的存活率。鑒於長庚如此成功的先例，眾多醫院也紛紛引進這樣的術後照顧概念。

在魏福全帶領的整形外科下有幾個特點，在長庚開啟許多新的整形外科技術發展，並且將它成為一個「長庚標準」，使這樣的手術方式可以被廣為推廣。同時，將台灣推向國際化，特別是在顯微手術領域。最後是使重建整形外科成為外科的主流。整形外科在世界各地，甚少被認可為外科的主流，事實上，整形外科的全名是整形

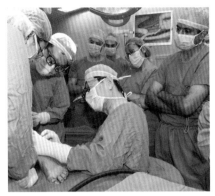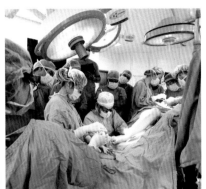

國內外醫師見習魏福全教授之開刀情形。

重建外科，許多外科手術，若是沒有整形外科醫師搭配，執行上將
會困難許多。

　　魏福全榮獲中央研究院院士，也與此事相當有關聯，中研院講究
工作具備一定影響力才能被遴選。長庚整形外科能夠支持三大領域，
第一個就是支援癌症切除，過往癌症因為受限於切除後無法達到合
理的功能跟外觀而無法開刀，如今因為重建能力提高可以開刀，大
幅提升癌症的可切除性，一年癌症重建的大概有 5、600 人，大約是
台灣癌症人數的九分之一，可以想像重建外科每天都需要在鬼門關
前搶救回許多生命的重要性；第二是外傷整形重建，透過重建，讓
許多截肢跟殘廢的病患重新擁有手、腳的功能，不論是對家庭或國
家都大幅降低了社會負擔；第三是先天畸形治療，以往先天畸形根
本難以治療，病患只能躲在家中度過一生，然而長庚的重建技術，
特別是顱顏領域，能夠讓病患重新擁有一個絕然不同的人生。

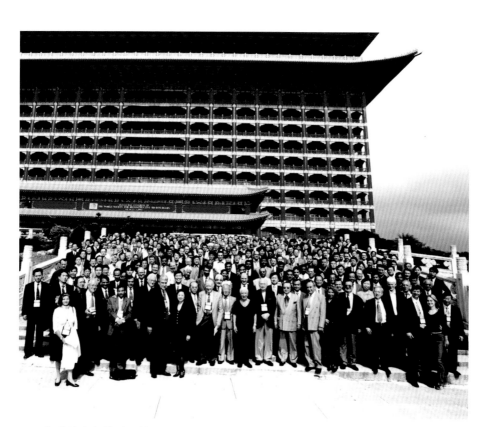

2001 年魏院士主辦首屆世界顯微重建醫學會年會，活動盛況空前。

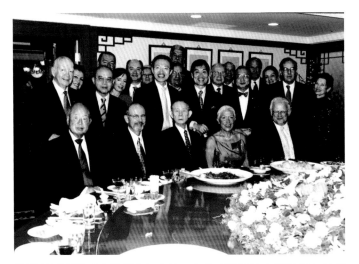

首屆世界顯微重建醫學會年會後，王永慶董事長宴請世界各國相關學會前理事長。

深入發展專業，魏福全也積極研發新技術，魏福全帶領的長庚異體複合組織移植研究中心，已創台灣首例「奇蹟教授」雙臂移植成功；主治醫師林承弘表示，移植手術動用長庚異體複合移植中心團隊共二十名醫師、歷經十三個小時完成，讓重大損傷的患者看見新希望。

　　魏福全曾經獲頒許多殊榮，包含在「世界整形外科研發創新獎」上，被遴選為世界整形外科史上最重要的二十名偉大醫師之一。回顧進入整形外科的點滴，他非常景仰帶他入門的陳明庭，也感激栽培他成長的羅慧夫。而在學生眼中，魏福全也是位相當提攜後進不遺餘力的恩師。

　　「我覺得我是收學生進門，收到不錯的學生，制度又不錯，自己又不藏私，願意把最好的交給學生，我覺得受到這樣子的教育跟社會的尊敬，如果只有為自己的利益在打拼過一輩子，沒有什麼意義。行有餘力就要回饋，我就在就是抱持著這種回饋的精神，不只回饋於國內，更是回饋於國際上。」

中央研究院院士　魏福全

　　「我的老師魏福全教授，是我的楷模，對我的影響非常大。他非常努力教導，也鼓勵創新，長庚一脈相傳的特質就是老師都會希望學生比自己更好，魏教授和羅慧夫院長一樣都是老派、嚴格，但對學生很關心的恩師。」

義大前整形外科主任　鄭勝峰

魏福全對於學生雖然嚴格，但也非常關心。他時常帶領學生出國擔任客座教授，培養學生的國際視野。出國演講常被受邀於最高學府的醫院演講，包含哈佛、梅約、史丹佛等醫院，2006 年時他帶領鄭勝峰與林志鴻三人一起去哈佛大學，即是一例。2000 年底，魏福全卸下整形外科主任重擔，由陳宏基接任。

梅花鹿點子王陳宏基　奇招百出　刀刀救命

1980 年陳宏基由於仰慕羅慧夫在醫療與公益上的付出，慕名而來，進入長庚擔任住院醫師，那時候長庚剛成立人還不多，林口可說是個鳥不生蛋的地方。晚上值班，開完刀一、兩點的時候，肚子餓了，學長就帶著他們這些學弟去公西村買狗肉，當時吃狗肉還是合法的，陳宏基待在長庚逾二十年，見證了長庚從零到如今成為整形外科帝國的許多點滴。

陳宏基在長庚擔任整形外科主任時有一個綽號叫「梅花鹿」，因為他對所有領域均有涉獵，是「點子王」，各科遇到無法解決的問題時都會向他徵詢意見，陳宏基擅長自體腸道移植，這類型的手術時間長、報酬低，但他不以為苦。

他的學生馮冠明有次與他共同手術到凌晨，陳宏基提早在兩點離開，然而當四點手術結束時，馮冠明仍收到總機的呼叫，原來是老師掛心著病人的情況，儘管早上還有門診與手術，仍要向他叮嚀病人後續的狀況，他對患者的關切如為人父母，展現醫者仁心的風範。

在學生馮冠明的眼中，他認為在長庚的學習是非常到位的，也因

此每人都有一身驚人的好本領。雖然工作壓力大，但師兄弟之間感情非常好，大家互相扶持，彼此都有革命感情。唯一比較可惜的就是與家人相處的時間短，對家人比較虧欠，但這樣的情況不只個人，在長庚的院長、副院長也都是如此。2003 年義大醫院籌辦興建，陳宏基被挖角，去到義大擔任院長，因此離開長庚，由莊垂慶接任主任。

周邊神經麻痺顯微重建先驅莊垂慶
專長臂叢神經麻痺、顏面神經麻痺等

莊垂慶教授，高雄醫學院畢業，台北榮總五年外科住院醫師，北院區長庚醫院整形外科住院醫師訓練後升為主治醫師至今。他是台灣第一位整形外科醫師且專注於周邊神經損傷麻痺的顯微重建，特別是成人及小孩臂叢神經麻痺以及顏面神經麻痺顯微重建的外科醫師。自 1985 年學成歸國後在長庚醫院執行顯微神經重建外科至今30 年，被視為國際臂叢神經及顏面神經移植顯微重建手術權威。執行大人臂叢神經重建手術超過 2000 例病例，顏面神經麻痺重建手術超過 400 例病例，功能性肌肉瓣轉移重建手術超過 1000 例病例，其中來自國際患者約佔 1%。舉辦過二次世界大人臂叢神經損傷重建研討會 (2009, 2017)，及一次顏面神經重建研討會 (2011)。邀請世界名師集聚一堂，研討會包括手術示範，學術演講及討論。

莊垂慶的研究貢獻在於將臂叢神經麻痺的病患從沙漠地帶變成為綠洲，使病患殘廢之手恢復功能，並得以回到工作崗位，回饋於

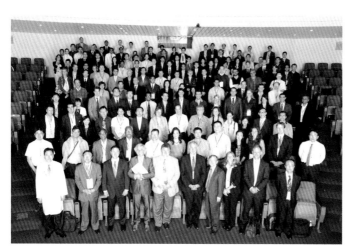
莊垂慶教授舉辦國際會議，多國學者共襄盛舉。

社會。莊垂慶如今已有兩位傳承主治醫師：張乃仁（2 年在加拿大 SickKid 醫院受訓） 及呂炯毅（2 年在美國 Washington University in St. Louis 醫院受訓）。莊垂慶同時是台灣顯微外科醫學會創辦人。

　　「我的老師莊垂慶教授是上帝派來人間拯救周邊神經損傷病患的天使。藉由在顯微鏡下接通小小的神經讓肌肉重新產生作用，達到功能上的恢復，必須仰賴正確的診斷，耐心的治療，積極的復健，每個環節缺一不可。直至今日，老師仍然努力在過去的經驗及最新的期刊會議當中獲取最新資訊，並積極應用在動物實驗及臨床病人上，希望可以提供病人最好的治療，達到最好的重建。他在周邊顯微神經重建畢生的經驗，可以說是全人類的寶藏。」

長庚紀念醫院整形外科助理教授　張乃仁

傳承唇顎裂治療 羅綸洲義診經驗豐富

羅綸洲教授畢業於台灣大學醫學系，在長庚受訓，後續到美國聖路易華盛頓大學醫學中心學習唇顎裂治療以及顱顏外科兩年。他在長庚的唇顎裂和正顎手術醫療團隊中，積極治療唇顎裂、顏面歪曲、牙齒咬合不正或顏面骨異常的病人，治療成效良好，廣受好評。繼陳昱瑞及陳國鼎之後，羅綸洲擔任顱顏中心科主任，後再擔任整形外科主任。

羅綸洲與羅慧夫顱顏基金會合作，1998 年起投入國際義診行列，帶領長庚醫院顱顏中心醫療團隊幫助唇顎裂小朋友重拾歡笑，足跡踏遍柬埔寨、菲律賓、印尼、寮國等地區，義診達 96 次，完成 1,892 位以上唇顎裂和顱顏畸形朋友的手術。國際義診除了手術治療，也指導當地醫療人員，建立唇顎裂的治療團隊。羅綸洲後來昇任為第八任外科部部長，因此將整形外科主任一職交予林志鴻。

畫家醫師林志鴻 帶領長庚團隊齊心度過八仙挑戰

林志鴻教授專長於顯微手術相關領域，尤其在手外科、上下肢體重建、頭頸部腫瘤重建以及神經纖維瘤重建。他擔任主任期間致力推動十幾項整外特色醫療，突顯長庚整外優勢，並藉由多項病友會加強醫病互動。他帶領整形外科成功達成 Selina 燒燙傷與八仙塵爆的治療挑戰，展現長庚整形外科善於跨科合作的優良能力。

2013 年國內女子偶像天團 SHE 成員 Selina，於上海拍戲時，因為一場意外爆破戲，全身 54% 體表面積灼傷，甚至一度性命垂危。當時上海的醫師建議她可回台灣長庚治療，長庚得知後，派出整形外科楊瑞永醫師親自飛去上海將她接回，楊瑞永長期投入燒燙傷患者的治療與照護逾三十多年，是經驗相當豐富，頂尖治療燒燙傷的醫師。Selina 經林口長庚醫療團隊 10 大科別、超過 15 名專業醫師的細心照料，住院 88 天後終於順利出院。

八仙塵爆案意外發生時，林口長庚醫院立即成立應變指揮中心，當時林口燙傷中心整形外科醫師有楊瑞永、莊秀樹、蕭彥彰、張淑茵以及陳宏彰等人。燙傷病房由羅慧夫於 1978 年創立，發展至今已有 30 床病床的規模，當時待收治人數高達 59 人，突如其來的大量傷患，長庚緊急出動全院資源進行救治。所幸整體病患皆復原情況良好，至同年年底所有傷患幾乎全部順利出院。

林志鴻後來陸續升任嘉義長庚副院長及院長，因此將整形外科主任一職交予廖漢聰。

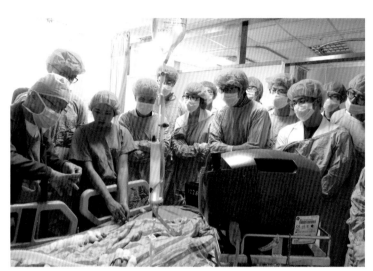

病房內床邊教學。

長庚燒傷團隊　多項全國指標

　　林口長庚燒傷中心在國際間享譽名聲，具備完善燒傷醫療硬體（附有兩間手術房）。團隊曾治癒急性患者逾萬名（追溯建檔超過一萬名），將早期燒傷面積超過 30% 就很難救治的治療成效提升到 70% 以上才較難救治，即 LD50（可能半數死亡）提升到超過 TBSA70%。

　　亮眼表現後的重要功臣首推楊瑞永，他奠定並協助燒傷中心取得護理 SNQ 金質獎，建立動物模型，長期研究傷口癒合及疤痕，並致

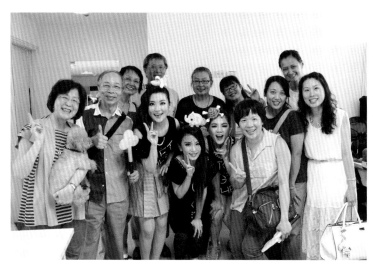

燒傷團隊成員應邀參加 SHE 演唱會。

力傳承。他成立中華民國燒傷學會並任第二屆理事長，舉辦二次大型國際燒傷會議並任大會會長。楊瑞永擔任世界燒傷會議西太平洋區代表，將林口長庚燒傷中心國際化並建立卓越口碑，成為國內各相關單位的重要諮詢單位，吸引眾多國內外參訪者，並代訓多名他國醫護人員。

　　楊瑞永積極參與國際燒傷醫療相關事務，發表論文及演講。儘管專業表現傑出，他仍不疏於提攜後進與照料病患。他多次被學生票選為最喜愛的師長，2000 年 11 月榮獲杏林獎殊榮。他將亞太燒傷會議結餘近三百萬元移交學會，作為鼓勵非醫師的燒傷醫護人員（護理、復建…）的基金。在燒燙傷的公益推廣上，他無給職的任職於

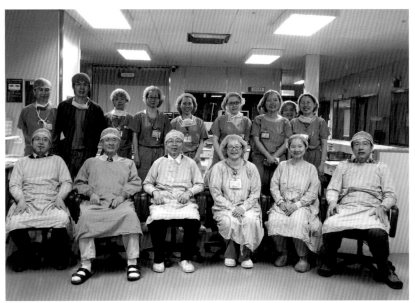

長庚燒傷團隊（前排左起）蕭彥彰、莊秀樹、楊瑞永醫師、謝碧霞護理長、張淑茵、陳宏彰醫師（現又加入楊士毅及顏錚嬑醫師、莊文怡護理長）。

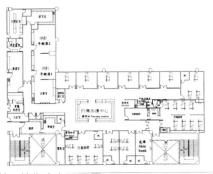

林口燒傷中心平面圖。

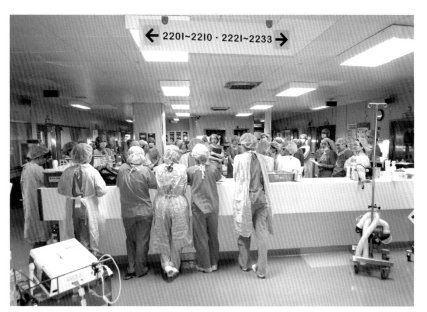

病房護理站及交班情況。

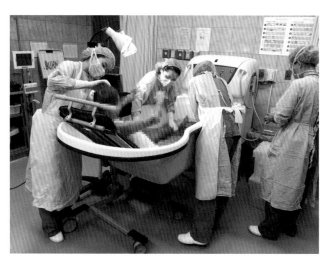

燒傷中心水療
作業。

陽光社會福利基金會超過 20 年，現任副董事長，並任兒童燙傷基金會多屆醫療顧問。經常義務演講，頒發灼傷病童獎學金，參與義診，關懷燒傷病人，急性期、重建期或後續問題始終如一。

不知何為鬆懈　長庚整形外科全心拼紀錄

　　魏福全曾分享，長庚的醫師除了基本的研究與臨床，還在兩個地方特別努力。第一個是演講，許多醫師都被邀請去世界各地擔任客座教授，或是在重要的學會被邀請演講。在演講上，常有人希望魏福全能夠分享他是如何建立起長庚的整形外科，魏福全除了分享自己所學外，一定也會提到其他傑出醫師的貢獻，除了希望能夠給予團隊夥伴更多曝光機會外，也表達感謝。

　　他認為一個人的力量肯定有限。而因為有這些醫師不計收入、不重生活品質的留在長庚付出，才能成就今天長庚整形外科的帝國版圖，每當他想到團隊內心往往充滿了激動。為什麼這些醫師願意留在長庚，或許除了長庚的制外度，還有羅慧夫傳承下來的中心價值思想，將整形外科職業視為使命的責任感吧！

　　第二個關鍵因素是著作，包含雜誌投稿與出書，粗估長庚整形外科合計共發表超過兩千篇中英文論文、二十本中英文書籍。甚至由魏福全與其學生 Samir Mardini 教授所合著的《Flap and Reconstructive Surgery》，自 2009 年初版以來即被譽為顯微重建外科的聖經，第二版更榮獲 2017 年英國醫學會醫學叢書外科類首獎。此獎項係由英國醫學會每年就世界上所出版的醫學叢書中評選，

此書能脫穎而出、贏得第一名，殊屬難得。

多樣領域運用　長庚整形外科走在世界潮流的前面

長庚運用內視鏡治療進行手術，研發許多技術運用在顏面修復，使病人加快傷口癒合、疤痕淡化，基隆長庚的陳建宗院長即是此類手術的好手，不同於過去傷口越大越好的手術術式，這樣的技術挑戰度更高，也走在世界潮流前端，長庚跨領域的多元發展，還不僅如此。

長庚顯微重建手術數量每年都超過 1200 例，這樣的數字在世界上應為數一數二。這多歸功於魏福全，他有先見之明的及早成立顯微手術的加護病房。加護病房一般都是給生命危急的人，但對整形外科來講，皮瓣手術也是十分危急的手術，假如醫師未在早期發現血管堵塞，立刻解救植入皮瓣缺氧情況的的話，辛苦八個小時甚至一個整天的縫合功夫都將白費。因此長庚安排任何顯微手術患者都可以住進加護病房，將顯微手術的成功率從過往的七、八成提升至九成七，這樣成長可觀的穩定率，使得許多醫院也紛紛引進。

長庚在陳昱瑞領導下的顱顏手術方面有三大突出的應用：

第一是唇顎裂修復，羅慧夫本身就對此專精，後來也成立羅慧夫基金會幫助幫助唇顎裂兒童，不論是病況或是心理輔導，都相當成功。傳承至今全台灣有高達九成的唇顎裂手術都在長庚執行。如今可以透過超音波篩檢出孩子是否有唇顎裂，有些婦女會在還能墮胎時就選擇墮胎，但長庚仍會以多個成功的案例鼓勵民眾將小孩生下

來。甚至吸引許多跨國唇顎裂寶寶來此求醫。並且在台灣有能力執行此手術之餘，長庚更是長年安排醫師出國進行唇顎裂義診，將曾經受到的幫助，回饋給其他國家。

第二是正顎手術。臉型戽斗或是顏面骨骼發育不對稱是東方人中較常發生的情況。正顎手術藉由骨骼的移動，主要改善兩個方面，一是提升病患的咬合功能；再來是使病患具備更美的外觀。此類手術與口腔外科多有合作，每年案例 300 例以上。

第三是外傷骨折修復。這是份辛苦、報酬低的工作，所以沒有專人從事。長庚的外傷科由一般外科、骨科、整形外科三科組成的醫師來負責。每年病患約有 300-500 例。長庚與國外的骨折研究相關機構有良好的關係。瑞士的內固定研究協會於 1984 年成立 AO 基金會，致力於骨折治療，協會將 AO 產品銷售所得投入此基金會，AO 定期在全球安排專家外科醫師為骨科醫師和其他健康專業人員舉辦課程，探討最新植入物的經驗。此基金會在顱顏外科領域有著巨大的影響，台灣在陳建宗的安排下也參與這樣的教育課程逾 17 年，累積不少相關經驗。

現在的長庚 享譽國際

長庚林口整形外科於 1992 年已發展至相當規模，故按其功能細分科為：顱顏中心，肢體重建及顯微手術中心、燙傷中心以及一般整形美容外科。2003 年因整形外科系組織調整，整合燙傷中心及一般整形美容外科為一般整形外科迄今。如今長庚團隊發展體分科體系

至今，各分科皆具備陣容堅強支團隊。

　　林口長庚整形外科團隊中一般整形外科主治醫師有莊秀樹、楊瑞永、蕭彥彰科主任、陳宏彰、張淑茵、楊士毅、顏琤嫕等7位；顱顏中心主治醫師有陳昱瑞、羅綸洲、林政輝、陳潤茪科主任、張呈欣、陳盈安、盧亭辰、姚全豐、陳心瑜、王柏方等10位；顯微重建整形外科主治醫師有魏福全、莊垂慶、鄭明輝、曹中侃科主任、高煌凱、黃熔茹、張乃仁、呂炯毅、駱瑋凱、蔣春福、洪紹育等11位；整形外傷科主治醫師有林承弘科主任、葉俊廷、許聰政、廖漢聰系主任、陳志豪、陳思恒、周邦昀、胡瀞暄等8位。團隊陣容可謂堅強。

　　高雄長庚林燦勳科主任、賴瑞斌副科主任、謝青華副部主任、林寶源副部主任、江原正、葉明中、黃慧芬、楊家森、陳建璋、吳政君、郭寶仁以及蔡岳儒主治醫師等人。

　　基隆長庚則在陳建宗院長的努力下，帶領熟悉外傷的林有德部主任、擅長美容手術的潘俊豪科主任、蔡嘉軒、謝宇軒、陳信宏、李旻昭以及李彥錞主治醫師等人。

世界級醫院背後的秘密　天時地利人和

　　不論在任何方面，長庚團隊架骨為橋、抽脂為幹、鋪皮為路的精湛技術，無不令人讚嘆簡直是鬼斧神工之術。談及讓長庚躍升為世界級知名度醫院的重要關鍵，多位醫師不約而同歸功於「天時、地利、人和」。

　　「天時」，長庚整形外科發展時，正值台灣經濟起飛之際，交通、

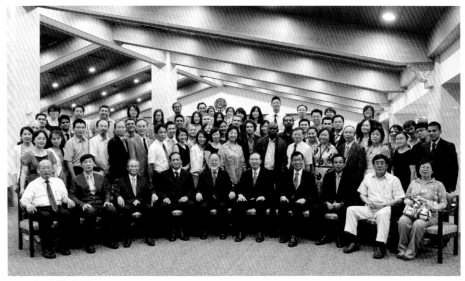

2013 年會議合影。

工安意外多，而勞保制度已經開始實施，人人都已有看病保障的權利，因此病患數大幅成長，也加快科內臨床實戰經驗累積。

「地利」，則來自於長庚集團董事長的魄力，設備皆提供最新、最高規格的器材，首創許多全台第一個的整形外科專屬資源中心，包含顱顏中心、顯微手術的加護病房等。一般整形外科手術床、燒傷中心病床數，都寧願多設而不願讓醫師不敷使用。

至於最重要的「人和」則是來自於管理階層的胸襟。長庚整形外科前輩不害怕學生更優秀的態度，使得科內江山代有才人出，許多醫師儘管時常被挖角至其他醫院擔任主管或院長，但因為科內訓練人材無斷層，還是有很多傑出的醫師。而留在長庚的主治醫師到了40歲左右時，已能發展出專精項目，在自己有興趣的領域扛起一片天，繼續照顧新人，帶領長庚整形外科邁進。

「天時、地利、人和」，這樣的發展使長庚整形外科可以長年維持涵蓋全面性服務的特色。可說是病患最大利益考量下，科內所演化出來的氛圍，更是造就如今長庚整形外科能於世界整形外科佔有一席之地的重要因素！

1976 ◆ 由羅慧夫院長 (Samuel Noordhoff)、蔡裕銓醫師於台北長庚成立
　　　整形外科，二年後林口院區亦開始服務

1979 ◆ 林口長庚成立燒燙傷病房

1980 ◆ 台北長庚成立顱顏中心

1985 ◆ 台北長庚成立美容中心
　　　◆ 基隆長庚創立整形外科

1986 ◆ 高雄長庚創立整形外科

1988 ◆ 林口長庚成立顯微重建手術觀察室 --24 床，(後於 1996 年通過衛
　　　生署評鑑正式名為整形外科加護病房)

1989 ◆ 成立整形外科復健中心 (PRS-RC)

1991 ◆ 成立外傷整形外科

1994 ◆ 羅慧夫榮獲美國「麥林尼克獎」，相當於世界整形外科界的奧斯
　　　卡獎

1999 ◆ 林口長庚成立整形外科醫學美容中心

2001 ◆ 魏福全榮獲美國「麥林尼克獎」，相當於世界整形外科界的奧斯
　　　卡獎

2002 ◆ 嘉義長庚創立整形外科

2003 ◆ 外傷整形外科回歸母科整形外科系
　　　◆ 林口長庚灼傷中心整合於一般整形外科

2006 ◆ 桃園長庚成立「美容醫學中心」
　　　◆ 魏福全榮獲美國顯微重建外科醫學會 HJ Buncke Lecturer，此獎等
　　　同於世界顯微重建外科的諾貝爾獎

2007 ◆ 台北長庚成立「美容醫學中心」

2008 ◆ 林口長庚顱顏中心搬遷至桃園長庚
　　　◆ 陳昱瑞榮獲美國「麥林尼克獎」，相當於世界整形外科界的奧斯卡
　　　獎

2009 ◆ 桃園長庚顱顏中心榮獲國家生技醫療品質獎金獎 (SNQ 標章)
　　　◆ 林口長庚成立乳房重建中心
　　　◆ 台北 / 嘉義長庚成立慢性傷口中心

2010 ◆ 林口長庚顯微重建中心獲國家生技醫療品質獎金獎 (SNQ 標章)
　　　◆ 桃園長庚成立顱顏醫學研究中心
　　　◆ 林口整形外科加護病房遷至醫學大樓 5A 並獨立隔間為 20 床
2011 ◆ 高雄長庚頭頸部腫瘤重建團隊獲國家生技醫療品質獎銀獎 (SNQ 標章)
　　　◆ 林口長庚成立異體複合組織移植研究中心
　　　◆ 林口長庚灼傷中心成立皮膚保存庫
2012 ◆ 桃園長庚成立正顎中心
　　　◆ 高雄長庚異體複合組織移植中心 IRB 衛生署通過
　　　◆ 魏福全院長榮膺中央研究院首位外科醫師院士
2013 ◆ 林口長庚成立手外科特別門診
　　　◆ 林口長庚成立淋巴水腫治療中心
2014 ◆ 魏福全院士榮膺美國整形外科醫學會及美國東南整形外科醫學會 -
　　　　選為當代 10 名最具影響力之該領域醫師第三名
　　　◆ 魏福全院士為世界頭頸部腫瘤學會選為推動頭頸癌症治療進步的百
　　　　位推手之一
　　　◆ 高雄長庚完成台灣首例手臂移植手術
2015 ◆ 莊垂慶擔任世界顯微重建外科醫學會 (WSRM) 理事長
　　　◆ 顱顏中心「唇顎裂照護」榮獲國家生技醫療品質獎金獎 (SNQ 標章)
　　　◆ 八仙塵爆事件整外救治 51 名患者，並於桃園長庚成立灼傷復健
　　　　中心
2016 ◆ 陳建宗榮任東方美容整形外科醫學會 (OSAPS) 理事長
2017 ◆ 林口長庚四肢截肢病患雙臂移植成功，與美國四大中心並列領先
　　　　世界
　　　◆ 黃嫆茹榮獲第 24 屆十大傑出女青年
2018 ◆ 莊垂慶榮獲 15 屆 HarryBuncke Lectureship，將於 2019 美國領獎
　　　　並演說

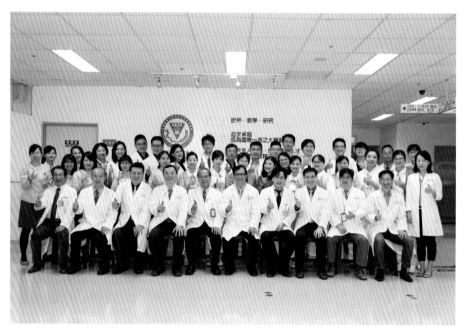

2017年12月高醫附院整形外科團體照。（前排左起）盧道寬、楊錦江、李書欣、郭耀仁、林幸道、賴春生、邱育德、黃書鴻、張智豪、吳益嘉。

高醫附院歷屆整形外科主任
林幸道：1982-2002
賴春生：2002-2011
張高評：2011-2016
郭耀仁：2016- 迄今

草根力量 高醫附院自食其力轉型南霸天

1977 年 8 月高雄醫學大學附設醫院成立台北以外第一個整形外科專科，除了嘉惠病患以外，也開始了整形外科醫師的養成教育。高醫附院的體系隸屬於財團法人私立的醫學大學附設醫院，由於沒有公務預算的編列，和其他醫院比起來，可以說是小本經營。然而高醫附院整形外科團隊，卻沒因此妄自非薄，相對地，科內編制大量的教職員，數量高達全國第二，就是為了提供學生更高品質的教學。也因此，高醫附院的整形外科多年來，都在名額有限的整形外科專科住院醫師訓練員額中，佔有一席之地。

高醫附院創科傳奇林幸道

「在我剛踏入社會時，外科醫師是相當熱門的選擇。當年病人多、競爭者少，出去開業者眾，但我覺得還有很多燒燙傷、車禍外傷的病人，並沒有受到專門的醫師和醫療資源照顧。基於想提供這些病患更專業的治療，以及對於新興醫療技術的追求，我決定留在教學醫院。」

高雄醫學大學整形外科教授 / 高醫附院前整形外科主任 林幸道

四十多年前，很少人知道什是整形外科，未來能做什麼。曾有許多學生好奇地詢問他，當年如何知道要從事這一項現今如此熱門的

行業，他總是豁達的大笑回答：「我當時也不知道！」畢竟當時醫美尚未興起，整形外科更是不為人知。

林幸道求知若渴　嚴師出高徒

為追求新知，林幸道曾於 1978 年前往國泰醫院追隨陳明庭教授，隨後於 1980 年前往美國，陸續於辛辛那提大學醫學中心、Shriners 燒傷中心、路易斯維爾大學、紐約大學醫學中心進修顯微、重建醫療，1982 年學成歸國後積極推展整形外科醫療業務，與林高田、賴春生共同奠定高醫顯微重建的手術基礎，同時也與整形外科同仁共同開發燒傷、顏面外傷、褥瘡、先天畸形及癌症切除後重建等的各種領域。

林幸道積極推動整形外科的教學，成為台灣第一位整形外科教授，他在高雄醫學院作育英才的四十載，指導多位博士及碩士醫師，也訓練出四、五十位整形外科專科醫師。在林幸道所培育的眾多子弟中，林才民博士是最早發表如何移植脂肪細胞的一位學生。林才民可說是全世界脂肪移植的專家中，率先研究如何利用脂肪幹細胞進行組織工程，以此生長出各種組織，如軟骨、骨、肌腱及神經等。

世界級貢獻　整外靜脈血逆流研究新發現

1984 年，歷經多次手術的驗證後，林幸道終於證實靜脈血逆流的存在證明，這項研究一出，顛覆了整形外科長久以來對靜脈血液流

向的普遍認知，打破了 400 多年解剖理論的迷思。這項術式在皮瓣重建手術的設計上，可以說是一項超越性的大突破。

林幸道與賴春生共同合作將這樣的發現撰寫成論文，在 1984 年投稿至整形外科最具代表性的期刊 (Plastic and Reconstructive Surgery)，文章刊出後，世界各國的醫師紛紛根據這項理論，開發出許多簡單、有效且更利於手術執行的局部逆轉性皮瓣方法，完成許多不同類型的新型態重建治療。1988 年更被記載在由 McCarthy JG 主編的《Plastic Surgery》此本整形外科經典教科書中，現已成為整形外科皮瓣手術解剖時的必備知識，以及進行整形重建手術的常規。

敢於大膽嘗試，林幸道更與藥學系教授合作開發國產的燒燙傷藥膏，價格低於進口藥膏的一半以上，不僅鼓舞國內的藥廠，更刺激醫療行業的國產化。當時孩童燒燙傷的機會較高，加上沒有保險，發生燒燙傷後，每個家庭都得負擔沈重的醫療費用，此舉無疑是這些家庭的一大福音。

一千三百例乳癌切除手術　亞洲第一

高醫附院整形外科自 1997 年起即與乳房外科醫師密切合作，在乳房切除後的同時對患者進行自體組織乳房重建手術。至今林幸道已完成 1300 多例自體組織乳房重建的病例，為全亞洲之首；此外，手術成功率高達百分之百，術後的併發症也很輕微，術後追蹤病人的滿意度有 98.1%；與沒進行乳房重建病例比較，接受重建者的乳癌

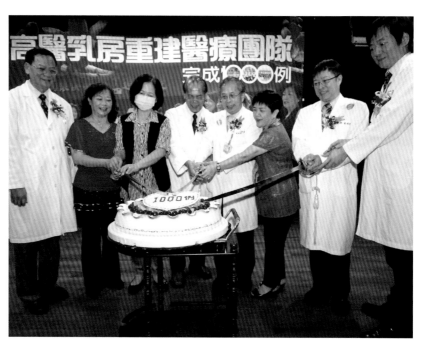

乳房重建團隊照片完成一千例案例合影。

復發率較低，術後五年的存活率也較未重建者高。基於這些成功的
案例，林幸道在 2014 年榮獲國家品質標章的銀獎，代表由他操刀的
乳房重建手術是全亞洲病例最多、效果最好的手術。

　　獲獎是一種榮譽，但比起得獎，更不容易的是他善盡自己的天責，
從病患的角度出發，為病患帶來實際的醫療成效。一如林幸道的名
字一樣，他在「杏林道」上所樹立的精神典範，更傳承至賴春生與
張高評兩位後進身上，亦雙雙獲得國家品質標章認證的殊榮。

上萬例眼皮重建手術權威賴春生

2002 年林幸道將整形外科主任一職交棒賴春生教授。賴春生在 1983 年加入整形外科，並於 1985 年前往美國辛辛那提大學醫學中心、Shriners 燒傷中心、埃默里大學及邁阿密大學研習，為期一年。賴春生的行政經歷十分豐富，曾經擔任高醫附院體系多間醫院的院長，甚至是小港醫院、鳳山醫院的開路先鋒，以及高雄醫學大學醫學院院長、副校長。為此，他更前往中山大學攻讀 EMBA、高雄師範大學攻讀成人教育研究所博士，增進自己的管理與教育領域視野。在他多元經歷的帶領下，整形外科不論在服務、教學、研究方面，都得到相當豐碩的成果。

「我認為研究是進步最重要的動力，透過論文的撰寫，醫師能夠發現自己的不足，再去涉獵不同領域的知識。」
高雄醫學大學整形外科教授／高醫附院前整形外科主任　賴春生

賴春生要求醫師讀萬卷書、行萬里路。平常晨會研讀論文，每半年研究成果報告一次。他個人以身作則發表超過 300 篇論文，早期研究領域廣泛，晚期專精於眼瞼下垂相關研究，曾連續五年受韓國邀請進行專題演講。在他的帶領下，科內論文總數破千篇。他更鼓勵年輕醫師出國深造，科內的醫師，包含張高評赴美國與日本進修、吳益嘉至中研院就讀轉譯醫學博士班、李孝貞至美國加州大學就讀

博士班、張智豪、黃書鴻於高醫附院的臨床醫學博士班進修就是實證。

賴春生不僅在行政管理層面表現傑出，在服務領域上他也追隨林幸道教授質量並重的高標準，迄今已進行逾三萬例眼皮重建手術，案例之多，全球少見，這是由於他的病患來自各地，甚至包含約有一成病患是從國外閱讀到他的論文而來的。其中，針對眼瞼下垂的治療，賴春生更研發出一套全新的手術法，將受術者眼皮下方的復明皮瓣縮短，讓前額肌肉能自然拉抬下垂的眼瞼，使受術者術後眼睛露出的面積，平均增加一成五，具有讓眼睛變大、變美的效果，眼瞼功能也會變好，相關論文陸續刊載在美國《眼科雜誌》等國際期刊上，更為醫界所沿用。在 2017 年，賴春生成為眼瞼下垂領域世界排名第一的專家（Expertscape），同時也榮獲第十四屆國家新創獎。

回顧在高醫附院整形外科期間，賴春生認為多位師長帶給他不一樣的影響，林幸道教授引領他踏入整形外科領域，從他身上他學習到堅持的精神；王國照校長，提供豐沛機會，以領導風範使他學習到如何整合發展。秉持著簡單就是美的精神，賴春生專注於醫療、行政與教學領域的精進，從小學到博士班都被校方肯定而獲選為傑出校友。儘管專業領域貢獻匪淺，他仍謙稱有付出、有努力就有成長。

顯微自由皮瓣重建權威張高評

2011 年由林幸道的得意門生張高評擔任第三任主任，張高評教授曾於 2004 年前往肯塔基州路易斯威爾大學研習，為期一年半；其後在 2007 年前往日本東京大學研習三個月。回國後除了在顯微重建領域發展外，張高評也致力使科內發展特色醫療並建立完整的住院醫師訓練計劃。

　　張高評擅長顯微自由皮瓣手術，2011 年曾獲國家品質標章的肯定，符合 ISO 國際標準手法。在他的帶領下，高醫附院建立起堅實的口腔癌整合照護團隊，包括─安心、愛心、耐心、信心及以病人為中心等「七心」照護服務團隊，每年約讓百位癌症重建者，重拾健康，並重返家庭、職場。

高雄氣爆 高醫附院挺身而出

　　2014 年 7 月 31 日深夜，高雄市前鎮區與苓雅區發生多起嚴重的石化氣爆炸事件，爆炸後斷垣殘壁的場景猶如戰爭現場，不僅多條重要道路嚴重損壞，更造成 32 人死亡、321 人受傷，甚至包含嚴重燒燙傷 70 至 80% 的重度傷患。

　　當晚醫院緊急應變，在零時五十分啟動黃色一號，下令此為嚴重氣爆事件，動員小夜班人員留院協助救災，並致電急診及 ICU 的休假人員銷假返院待命，接續後續的支援照護。

　　面臨眾多嚴重情況的患者，儘管醫院的人力及設備資源顯得吃緊，但令人欣慰的是在高醫附院全體同仁盡力的搶救下，並沒有一人因燒傷而亡，唯一一個死亡的案例，是由於頭部重創所致。無奈的是，

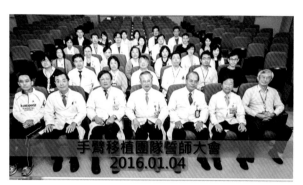

2016 年手臂移植團隊醫師大會。

對於氣爆事件，媒體並沒有給予太多的報導，成為被社會大眾所忽略的那一夜。而那些在日常生活中被這場惡夢所炸醒的居民，至今仍在遙遙無期地等待政府當初所承諾的補助。

亞洲異體組織顯微重建先驅郭耀仁

　　整形外科界中有個「北魏南郭」的說法，在讚譽異體組織移植的顯微手術中，北部長庚的魏福全與南部長庚的郭耀仁皆是箇中好手。2016 年高醫附院整形外科從高雄長庚醫院延攬郭耀仁教授擔任主任，郭耀仁獲獎無數，曾獲得美國外科學院國際學會獎學金 (International Guest Scholarship) 以及美國重建顯微外科學會高帝那講座學者獎 (Godina Lecture Award)。另外，郭耀仁也致力耕耘

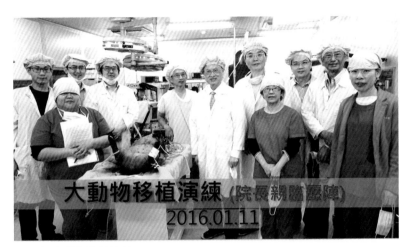

2016 年大動物移植演練。

顯微重建、幹細胞相關免疫移植調控，以及傷口組織再生的領域；
其中，2014 年在長庚所完成的手臂異體移植，為全亞洲之首例，為
台灣的複合組織、異體移植醫學豎立下一個重要里程碑。

　　異體組織的移植重建手術，即「異體手移植」，是目前最尖端的
顯微手術，運用顯微手術醫療，再加上免疫醫學的進步，使得換手、
換臉的手術不再是遙不可及的夢想，2016 年郭耀仁在高醫附院執行
亞洲首例高位異體手移植手術，手術時間十一個半小時，與全球頂
尖醫學中心所花費的十幾個小時相去不遠。意味著高醫附院團隊的
顯微重建醫療水準已達世界一流的程度。

　　高醫附院關注尖端議題，由郭耀仁擔任高醫附院移植中心的主任，
致力推動幹細胞治療。儘管重建整形的工作費時且收入相對低，但
郭耀仁認為在手移植手術後讓病人重新擁有不同的人生，這些感動

絕非金錢價值所能衡量。他充分發揮整形外科擅長傷口癒合、疤痕照顧以及跨團隊合作的專長，整合傷口治療及傷口照護有關人員及資源，於 2017 年成立台灣傷口照護學會，並擔任第一屆理事長。

郭耀仁分享高醫附院整形外科團隊運用新的科技，包含手術中電腦輔助導航系統、3D 列印技術，提升困難手術治療的成效。他與燒傷中心主任李書欣合作，李書欣透過電腦進行前期的手術設計規劃，郭耀仁再接手後續的精準開刀治療。以頭頸癌的重建來說，高醫附院這幾年手術量即倍增不少。

「我們要延續高醫附院的學術優良傳統，致力培養真正的醫學科學家。希望醫師不只具備臨床的知識，也要具備研究專長。」

高醫附院整形外科主任　郭耀仁

郭耀仁認為高醫附院能有如今發展，正是從林幸道教授開始推動的創新研究精神所激盪出的成果，所以他同樣鼓勵年輕醫師進修，希望學成之後，可以貢獻所學，在整形外科的領域有所發展。

展望未來　無限可能

高醫附院整形外科人才濟濟，不僅歷經林幸道、賴春生、張高評及郭耀仁這幾位重量級教授的無私領導，也有著燒傷中心主任李書欣、高壓氧中心主任黃書鴻及科內全體同仁的鼎力付出，過去共訓練完成 51 位醫師，分布全台各處。無論在醫療服務、教學育才，亦

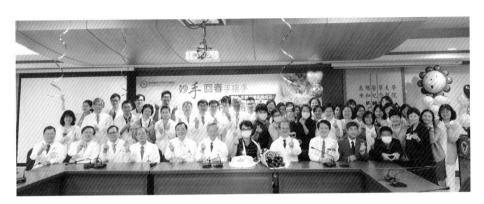

手臂異體移植成功大會。

或是醫學研究，高醫附院整形外科都秉持著林幸道留傳下來的質與量兼具之高標準昂首邁步向前行。

　　林幸道對於他所創立和帶領的整形外科寄予厚望並樂觀以待。目前整形外科最「夯」的脂肪移植美容醫療、最困難的異體手移植手術以及最先進的幹細胞組織工程，高醫附院整形外科都是走在時代尖端的佼佼者。

　　林幸道分享到，隨時代的新科技、新知識和新觀念的出現，整形外科的醫療內容一直在改變，而他認為，這就是整形外科的可愛及迷人之處，即對於同一種病變可以有許多種不同的治療方法，因此能激發醫師鑽研出最適合病人的處置方式，又進而推動新醫療及新技術的出現。高醫附院首開先例的靜脈血逆流原理、微皮移植手術、脂筋膜皮瓣、逆轉性皮瓣以及自體脂肪移植美容醫療的創新手術，至今已達到成熟穩定的臨床應用成效，為促進台灣與世界整形外科的進步，創造出不可抹滅的貢獻。

2012 年臺大整形外科醫師於臺大醫學院二號館（人文博物館）前合影。
（前排左起）湯月碧、陳明庭、簡雄飛。
（後排左起）楊永健、洪學義、郭源松、謝榮賢、謝孟祥、鄭乃禎、戴浩志。

臺大歷屆主任
陳明庭：1979-2000
湯月碧：2000-2012
簡飛雄：2012-2016
戴浩志：2016- 迄今

世紀連體嬰分割手術 開啟臺大整形外科新紀元

1979 年一場轟動國際的連體嬰分割手術，開啟臺大整形外科蓬勃發展的契機。這場史無前例的手術，動員三十五人，總共花費十二個小時。當時臺大整形外科專科還未成立，附屬於一般外科下，僅有外科醫師張寬敏、李煙景、楊敏盛以及石朝康擔任主治醫師零星地從事整形外科的工作。然而這對連體嬰的分割手術卻相當複雜，必須有專長於修補先天性缺陷手術的整形外科醫師在場，因此臺大醫院特別邀請當時國泰醫院的醫務主任兼整形外科主任陳明庭回到臺大醫院參與手術。

陳明庭是台灣第一位在美國接受完整整形外科訓練的醫師，1964 年至 1971 年到美國受訓。1964 年於紐約市康尼島醫院任實習醫師，1965 年至 1968 年於匹茲堡市蒙特奧斐醫院任一般外科住院醫師、匹茲堡大學外科解剖學進修一年，1968 年至 1971 年於紐約市阿爾伯特愛因斯坦醫學院任整形外科住院醫師，並接受 Arthur Joseph Barsky 醫師的訓練共 3 年、最後一年為總住院醫師。陳明庭是 Barsky 教授 70 歲退休時的關門弟子。因此，陳明庭的基礎非常札實，尤其在解剖及手外科方面。後來，2000 年，陳明庭在臺大整形外科退休時的關門弟子則是臺大謝榮賢醫師。

Arthur Joseph Barsky 於 1926 年自紐約醫學院畢業後，與當時紐約一些最優秀的外科醫生一起工作。1941 年 12 月美國參與第二次世界大戰後，Barsky 入伍服兵役。他被分配到位於阿拉巴馬州塔斯

卡盧薩的 Northington 綜合醫院整形外科和手外科中心，他的醫學知識，外科技術和專業精神，不斷成長，使他受到尊重並成為最好的外科醫生之一。Barsky 在越戰期間為越南兒童和廣島原子彈爆炸受害者提供了國際醫療。在 20 世紀 50 年代早期，Barsky 任職紐約市西奈山醫院，建立整形外科培訓計劃，並在紐約市貝斯以色列醫院，和阿爾伯特愛因斯坦醫學院設立了整形外科，Barsky 於 1982 年逝世，他的成就在全球整形外科領域仍然具有影響力。

1979 年陳明庭再次回到臺大醫院，建立整形外科的專科制度。1980 年臺大醫院成立第 12 專屬病房及燒傷中心，並設有水療室及小手術室，開始成為完整的分科，為使臺大整形外科盡快步上軌道，同年 7 月他由國泰調派兩位在他旗下已訓練三年的總醫師邱浩遠與呂旭彥支援臺大整形外科（兩人各為半年），名義是代訓，但協助總醫師湯月碧及訓練住院醫師工作，繼續跟隨陳明庭運作整個整形外科，包含新成立的燒傷中心以及 12 病房專屬病房工作。陳明庭擔任主任期間，總院科內主治醫師有林佐武、湯月碧、簡雄飛、簡守信、洪學義、楊永健、謝孟祥。林佐武曾至美國紐約大學顱顏面整形外科美容中心與美國費城賓州大學醫學中心擔任研究員，研習顱顏手術。洪學義曾至加拿大多倫多綜合醫院整形外科擔任研究員，跟隨 Peter C. Neligan，研習顯微重建手術。楊永健曾至美國華盛頓大學燒傷中心擔任研究員，研習燒傷醫學。謝孟祥曾至加拿大多倫多兒童醫院顱顏外科擔任研究員，研習顱顏手術。

在臺大醫院期間，陳明庭致力推動科系間的整合。他與前耳鼻喉科主任徐茂銘首開頭頸部癌症切除與重建手術的合作案例。過去的

傳統此類手術是由單一醫師一手包辦，然而切除需要兩、三個小時，重建又需要四、五個小時，人手不足的情況下，往往人人筋疲力竭。而藉由耳鼻喉科醫師先進行切除，再由整形外科醫師完成重建的方式，不僅能減少醫師長時間開刀的壓力，更重要的是，可讓耳鼻喉科醫師放心地將病變部位切除乾淨，降低病人復發的可能，也能讓重建部分回歸整形外科專業，縮短病人術後癒合與適應的期間。

　　類似如此的跨系合作，開啟國內醫界之先河，陳明庭不侷限自我於整形外科，也跟心臟外科、骨科合作，做為其他科系的整形手術專業後盾，他深切期待能透過眾人的努力共同將外科發揚光大。他開啟由整形外科團隊支援，科際整合的手術合作模式，不僅至今仍在臺大實施，也影響了其他的醫學中心。長庚的顯微手術權威魏福全也自述曾經在向陳明庭請益後，在長庚仿效實行，促使他走入癌症手術的顯微重建手術領域，更發展成醫療國際化的先驅。

杏林春暖　陳明庭提攜後進不遺餘力

　　如果說有什麼是讓陳明庭誤打誤撞再進到臺大醫院最大的收穫，肯定是在臺大醫院得到眾多作育英才的機會了。到臺大醫院的 21 年間，陳明庭擔任整形外科主任，同時也是臺大醫學院外科教授。如今散佈在全台各地的整形外科醫師，從北至南，都有陳明庭所培育的學生，在各醫院從事醫療工作及擔任要職，例如亞東醫院前副院長林佐武、亞東醫院形體美容中心主任湯月碧、成大醫院整形外科前主任邱浩遠、與繼任主任（現任外科部主任）李經維、花蓮慈濟

醫院整形外科創科主任（現任臺中慈濟醫院院長）簡守信與主任李俊達、大林慈濟醫院整形外科主任黃介琦、署立新竹、署立台南醫院、署立南投醫院前院長簡聰健、基隆市立醫院前院長江耀國、奇美醫院整形外科主任黃國峰、輔大醫院整形外科主任李忠憲、和信醫院整形外科主任林秀峰、高雄長庚醫院外科部副部長謝青華等人，皆是陳明庭在臺大醫院期間的門生。許多弟子談論到陳教授，言語中都透露著無限的崇敬與感激。

臺大整形外科醫師的共通點就是自我要求的標準高，呂旭彥於1977 年 R1 跟隨陳明庭初到臺大的時候，有次七點要換藥時才發現自己負責病房的病人已經全部換過藥了，原來是學長陳宏基比他更早一步來巡房，便默默的幫他完成工作。隔天，他六點半便趕緊踏入病房，沒想到學長的動作更快，竟然又已經將病人全部換藥完了。呂旭彥第三日只得六點就急忙趕到病房，這回他總算換到藥了。就是這樣的高度自我鞭策動力，才是推動整形外科不停前進的重要動能吧！

臺大醫院燒傷中心主任楊永健，為了跟著陳明庭學習，從長庚、國泰到臺大，連續三年都當 R1。就是這樣執著認真的態度，楊永健的技術不停精進，在八仙塵爆的意外中收治了 30 幾位病人，甚至連燙傷面積達到 90% 的病人都能從鬼門關前搶救回來，所有收治病人順利出院。

花蓮慈濟醫院王健興醫師回憶，臺灣大學醫學系畢業後，他到整形外科受教期間，老師陳明庭教授要求必須時常對病人的患部照相，以供日後追蹤比較，是精進的不二法門。國泰的大徒弟呂旭彥也常

報告追蹤二、三十年的案例，引起同儕偌大的迴響，感慨提及恩師四十年前的嚴格教誨，影響何其深遠！

臺大整形外科現任主任戴浩志也分享到，整形外科醫師訓練的過程，需要付出相當多的心血與時間，醫學生從畢業到住院醫師、到總醫師這段期間，要完成六年的住院醫師訓練，以具備充足的診斷與治療的醫學能力，之後成為獨當一面的主治醫師。陳明庭總是樂意與盡心指導每個學生，花費很長的時間與學生相處，並且在總醫師訓練完成後，勉勵他們要再用五年的時間，專心於精進整形外科手術與臨床經驗，以提供優良與成熟的診治醫學給病人。陳明庭終身奉獻醫療與教學，活到老、服務到老的行動，是身教重於言教的典範，在擔任主任期間（1979-2000），固定每周一、三、五早上七點至八點主持讀書會，督促與指導住院醫師自主學習，要求嚴格。陳明庭在臺大期間，每週五下午的門診教學（1979 年迄今），以及榮退後每月第一週週二早上七點的教學（2000 年迄今），一直維持至今，沒有間斷過。

陳明庭 忠仁忠義連體嬰手術寫下台灣醫療史

陳明庭帶動臺大醫院整形外科體系的發展，子弟兵跟著開枝散葉，他更是 1979 年 9 月 10 日忠仁、忠義兄弟連體嬰分割手術的重要功臣。當時臺大醫院召集了三十五人的醫療團隊，進行分割手術，手術分四個階段，每個階段三小時，總共需要花費約十二個小時。其中第三階段為骨盤及共同肢分割，由骨科陳漢廷、林榮一、整形外

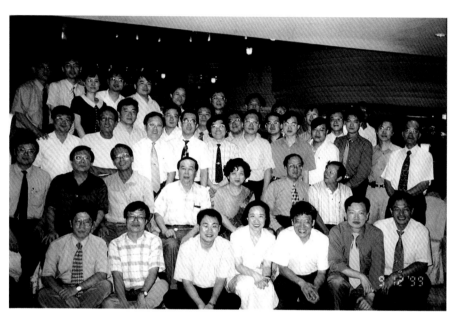

1999 年，陳明庭教授的學生為他慶生後合影，攝於台北君悅酒店。
（第一排左起）葉佐誠、鍾立人、蕭敦恒、古雪玲、張宏璋、張孟卿、林志雄。
（第二排左起）簡雄飛、呂旭彥、林幸道、陳明庭、陳師母、邱浩遠、陳式欽。
（第三排後列部分人名）戴浩志、吳瑞星、洪學義、簡守信、楊永健、劉致和、蔡博庸、謝孟祥、葉堃林、謝榮賢、劉貴實、李建志、龔正良、劉鳳明。

科陳明庭與小兒外科陳維昭負責；第四階段為分割後的重建，包括腸管接合、人工肛門與膀胱造廔，分兩組進行，以節省時間。忠仁部分由小兒外科陳秋江、葉明倫、整形外科陳明庭、骨科劉堂桂、泌尿科許德金與一般外科李治學負責。

有關這一次的分割手術，媒體從事前即高度關注，當時報紙以三版刊載了這段劃時代的記錄：「陳明庭是國內整形外科專家，手藝精巧，他將負責皮膚覆蓋的工作。」；事後，媒體也鉅細靡遺的針對手術進行報導：「兩嬰分離後，甲嬰一切情況正常，蔡崇璋繼續為甲嬰造設人工肛門及兩個膀胱造廔，隨後由陳明庭接手，進行腹部皮膚縫合，只見陳醫師雙手很靈巧的在腹部上『穿梭』，原本外露的內臟器官很快沒入在皮下，使得觀看手術過程者連稱神奇。」

忠仁、忠義分割手術的成功經驗，使台灣的醫療水準被世界看見，蔣經國總統於 9 月 13 日在總統府會客室，以茶會款待連體嬰分割手術醫療人員，整形外科領域有陳明庭、林佐武兩位醫師參與。蔣經國盛讚，「臺大醫院成功的連體嬰分割手術，開創了醫術的新紀錄，也寫下了醫學的新頁，更是一項高超的藝術，這種貢獻、創造和愛心，就是中國傳統的仁醫」。

除了在分割手術寫下熠熠發光的台灣醫療史之外，1984 年 3 月 30 日臺灣發生了一場在戒嚴時代震驚全國的台北市螢橋國小潑硫酸案意外，陳明庭與當時的和平醫院整形外科主任林秋華聯手，為十多名皮膚灼傷的學童做整形手術。此次事件喚醒社會對於校園安全的重視。也凸顯整形外科面對這種意外即時救治的重要性，對於社會的安定來說是不可或缺的重要力量。

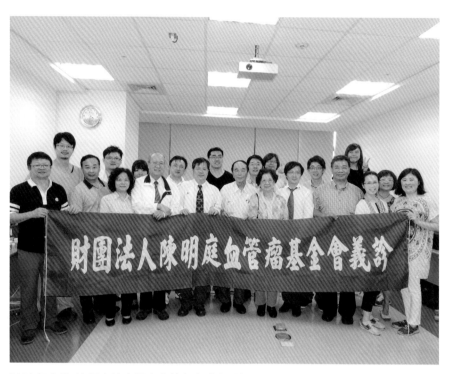

2014 年 8 月 10 日血管瘤基金會赴台南成大義診。

陳明庭血管瘤基金會　做難做的事情

　　除了特殊醫療貢獻外，陳明庭長期深耕困難手術的毅力同樣驚人，他在血管瘤領域的研究，是全台灣的第一把交椅。血管瘤的治療手術困難、報酬低，是一項非常辛苦的手術。全台灣平均每五百人就有血管瘤患者，新生兒如患有血管瘤，父母未多加注意，隨著瘤增大將會影響到他的心理發展與外觀。陳明庭曾經歷過上萬例個案，血管瘤治療經歷豐富。

　　2000 年陳明庭從臺大退休後，拿出自己的退休金，投入陳明庭血管瘤基金會的成立。血管瘤基金會成立後，陳明庭每年多次在全台各地義診，宣揚及早治療的理念，並將公益澤被患者。

湯月碧開創顯微重建手術　　開設形體美容中心

　　湯月碧於 1977 年進入臺大。1980 年擔任總醫師、1981 年擔任主治醫師。2000 年在陳明庭退休後接任整形外科主任。承襲臺大一貫的傳統，她對於醫療標準的要求也很嚴格。湯月碧的先生陳宏基同樣是臺大畢業、長庚訓練的整形外科醫師，兩人除了在整形外科領域互相監督，更與其他醫療領域的醫師也多有交流。湯月碧踏入整形外科專科的契機，可說是跟陳明庭教授在喝咖啡中聊出來的興趣。當時陳教授時常請他們吃當年來來飯店的牛肉麵或是花壽司便當，也因此她當主任時，只要有空也會帶著一群年輕醫、護理師找間餐

廳打牙祭，這些都是陳教授在臺大整形外科流傳下來的傳統。

陳明庭回憶到湯月碧是一位毅力及責任心非常強的醫師。記得她擔任第二年整外主治醫師時，在 1983 年 10 月 1 日剖腹產生下可愛的女寶寶，產後兩星期，有個急診手外傷病人，右手五根手指在 MP joint 部位、左手在手腕部皆 total amputation，急診來了呼叫，湯月碧很勇猛的進入開刀房，接指接腕，費了 13 個小時完成手術，並功能完全恢復，是很難得的一個急救成功的歷史紀錄。

湯月碧曾參與許多臺灣首例的外科手術，包括以腸道重建食道、以自由皮瓣進行口腔癌後重建、以帶血管筋骨修復下顎骨壞死等手術。2002 年，湯月碧也跟進開辦了臺大形體美容中心，提供病患一個多科整合，更加完善的醫療服務環境。

湯月碧擔任主任期間，總院科內主治醫師有簡雄飛、洪學義、楊永健、謝孟祥、郭源松、戴浩志、謝榮賢、鄭乃禎，新竹分院主治醫師有官振翔，雲林分院主治醫師有張惠琇、陳建良、陳思恆。湯月碧於 2014 年榮退，轉任亞東醫院形體美容醫學中心主任。

簡雄飛透過乳房重建手術 為病患重拾信心

繼湯月碧後，簡雄飛於 2012 年擔任臺大整形外科主任一職。簡雄飛曾經到美國約翰霍普金斯大學醫學院附設醫院擔任研究員，研習神經再生醫學。簡雄飛踏入整形外科，有個有趣的機緣，當時在臺大擔任住院醫師時，連續三個簡姓住院醫師選擇整形外科，分別是師兄簡聰健、簡守信和簡雄飛，因緣註定。

簡聰健是個特殊的例子，從 1976 到 1979 年期間，他起先是在國泰擔任內科住院醫師，接著跟著陳明庭，轉往臺大擔任外科住院醫師，而走進整形外科的領域，後來進入署立台南醫院擔任院長，在 2009 年調往桃園醫院顧問醫師。

　　簡守信在花蓮慈濟醫院擔任主任，後來轉任大林醫院的副院長，最後轉任大林與台中慈濟醫院院長至今。他主持大愛的醫學節目，得到金鐘獎，蔚為佳話。

　　雖然看似有緣，但簡雄飛坦承真正促使他對整形外科產生興趣的還是受到陳明庭教授的影響，不僅在言行、手術上都對陳明庭深感佩服。他印象最深刻的是陳明庭對學生非常好，他無私的教導，給予學生「節儉」的觀念，什麼東西都是用得剛剛好就好，再便宜的醫材，就算是優碘或線都不會浪費，因為一旦用的太多就會被老師念。

　　這樣節儉的概念，使他學習到，不管是在醫療、平常生活態度都該是這樣，才不會開刀時傷口開太大、植皮時皮膚拿太多，拿需要的量就好，而且萬一這一步失敗的話還可以用到下一步，這是救生艇（lifeboat）的觀念。陳明庭總會跟學生說：「要多留一步，永遠有辦法把它做成功。」呂旭彥也回憶，陳教授最常講的忠告就是，你不知道怎麼做的時候就要停下來，也就是說「要保守你的心勝於一切」。接不成功就一接再接，直到成功，或許這努力不放棄的精神，就是陳明庭教給學生最重要的一課。

　　2006 年臺大開辦乳房醫學中心，整形外科與乳房外科、腫瘤醫學部共同合作，協助乳癌患者進行乳房重建。簡雄飛認為此手術協助

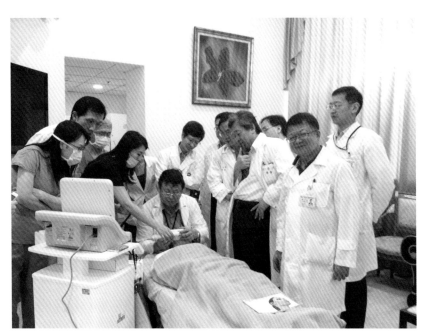

2014 年簡雄飛在臺大形體美容中心操作超音波拉皮雷射儀器手術照片。

患者重拾信心，非常值得努力。剛開始可以選擇顯微皮瓣手術，時間較長，也可用擴張器加兩階段的義乳重建，加上義乳的外觀、觸感、柔軟度都很接近真實乳房，再運用皮瓣加上耳朵的軟骨，做出乳暈刺青的重建。兩階段的重建，讓手術時間縮短至三個小時。搭配化療療程，有效避免造成其他後遺症。

　　簡雄飛擔任主任期間，總院科內主治醫師有洪學義、楊永健、謝

孟祥、郭源松、戴浩志、謝榮賢、鄭乃禎，新竹分院主治醫師有官振翔、黃柏誠，雲林分院主治醫師有張惠琇、黃慧夫、黃傑慧、趙崧筌。簡雄飛副教授於 2015 年榮退，轉任臺北醫學大學附設醫院副院長。

戴浩志 承接及深耕顯微手術

戴浩志醫師於 1992 年進到臺大，他回憶起在臺大擔任住院醫師時，當屆的十五位住院醫師相當有默契，每一個人心中理想的科目都不重疊，他因此順利選擇了理想的整形外科。1998 年戴浩志完成訓練後，轉調至署立桃園醫院兩年，對於教學、研究富有熱忱的戴浩志，直到 2000 年正逢陳明庭退休，才有機會再度回到臺大醫院。在李俊仁教授安排下，2006 年戴浩志到美國匹茲堡大學醫學中心 (UPMC) 移植研究中心進修，在 David K.C. Cooper 的實驗室工作，研習異種移植。所有人才都定要出去外面闖蕩與歷練，才能再回臺大醫院任職，是一條幾乎成文的規矩。2015 年簡雄飛副教授榮退，戴浩志助理教授接任臺大整形外科主任迄今，總院科內主治醫師有洪學義、楊永健、謝孟祥、謝榮賢、鄭乃禎、黃慧夫、黃傑慧、官振翔，新竹分院主治醫師有黃柏誠、趙崧筌，雲林分院主治醫師有張惠琇、劉昌杰、林穎聖，金山分院主治醫師有郭源松。

在戴浩志擔任臺大整形外科主任期間，整形外科除了參與北部重大的八仙塵爆意外案救治外，令戴浩志印象最深的就是，頭頸部顯微手術技術發展的逐漸進步與設備的顯著改進。在戴浩志當總醫師

的年代前，顯微重建手術一個月只能開一台，平均手術要開到凌晨，甚至是隔天的五、六點；到他擔任主治醫師時，一個月可以開四台；直到如今他擔任主任時，一個禮拜最少開三台，早上八點開始切除，下午六點前就能結束。

　　臺大醫院收治之八仙樂園粉塵爆燃的燒傷病人有 34 位，主治醫師是楊永健與黃慧夫，住院病人有 33 位，收治之 20% 以上大面積燒傷病人有 28 位，平均燒傷面積是 43%，所有病人都順利出院。臺大醫院接受衛福部分配的大體皮膚，用於覆蓋大面積燒傷之傷口、或是清創手術後之傷口，可以穩定病人生命徵象，可以減少傷口感染與降低敗血性休克。臺大醫院也接受日本紅十字會透過中華民國紅十字會總會捐贈之人工真皮，用於覆蓋清創手術後之傷口。至於日本 J-Tech 公司透過衛福部捐贈、首次在臺灣使用之自體培養表皮細胞產品，臺大醫院也用於 1 位大面積燒傷之傷口。對於部分清創後之傷口植皮手術中，也有 4 位使用澳洲 Avita 公司捐贈之 ReCell 自體細胞移植術。

　　此次大量大面積燒傷的治療經驗，主要是醫療團隊發揮整體性治療、有效且快速之傷口清創與植皮、適當體液補充、足夠熱量給於、敗血症積極處理與嚴謹的感控措施。在傷患治療期間，曾有美國約翰霍普金斯大學附設醫院燒燙傷中心組成的醫療小組，搭乘馬英九總統「久揚之旅」專機一起來臺，六位專家在臺灣停留一星期，並於 7 月 22 日至臺大醫院燒傷中心及復健部，與治療團隊進行專業交流，對臺大醫院及全國之治療成果表示高度讚揚。

臺大醫院醫師　服教研三大領域並重

　　臺大醫院肩負教學研究、醫療還有發展醫學的任務，院內醫師的工作份量很多元繁重。戴浩志回憶，在早期年代，大部分的醫師都會希望能夠留在臺大醫院。儘管醫學中心競爭激烈、薪資較低，但因為磨練的機會較高。基於學習以及自我挑戰的心態，一直以來都有很多醫師急切地想進入臺大。但因為是公家單位，名額有限，加入不易。

　　臺大整形外科主任主要的工作除了服務、教學、研究這三個領域，還要加上執行行政事務，以及發展整形外科之任務，包含規劃主治醫師專人專職分工，與確保住院醫師獲得完整訓練，也要執行醫學院內的整形外科課程規劃、醫學生實習安排。至於研究則又更加複雜，不只要發展適合本科的研究，也要協助每個主治醫師進行研究。研究的範圍、規模也很多樣，不論是在醫院獨立進行、跟醫學院教授合作、或是透過與工業研究院等外部其他研究機關共同合作。

臺大醫院傳統　學術氛圍濃厚與自由

　　臺大整形外科晨會過程是先由總醫師做病例簡報與文獻回顧，之後有主治醫師的病例分享報告，與會醫師包含主治醫師、住院醫師，都隨時發問、評論、與建議，有贊成的看法，也有反對的意見，或是提出修正的選擇，討論氣氛相當自由；病例與文獻之挑選，完全由總醫師負責，選擇範圍也相當自由。義大醫院謝沂勳醫師於 2017

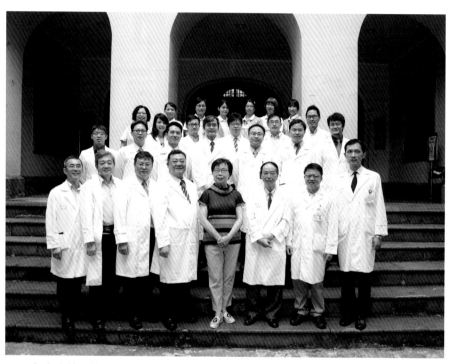

2012 年臺大整形外科全體成員大合照。

年5月的外訓裡，來到了臺大醫院整形外科，他的觀察描述如下：
「臺大的學術氣氛相當的濃厚，不管是整形外科內，或是整個
大外科裡都是如此，會議上的討論非常的熱絡，老師、學生們
的提問此起彼落，很難停歇，到後來都是主席藉時間超過之故，
做一個 section 的 closure。在這樣的自由學風裡，學生的成長
和創意是無可限量的。」

臺大整形外科的文化與臺大醫院一脈相傳，學術氣氛相當濃
厚。善於從學術理論切入，並對各式手術進入正反辯論，包含
以國際期刊與教科書所指出的議題及手術方式進行討論。學術
探討風氣相當自由，當科內在科內晨會或醫學會上，老師與學
生都會盡興發言，表達個人意見。

臺大醫院歷屆整形外科領導者，從陳明庭、湯月碧、簡雄飛
到戴浩志，四人各自見證了不同時代整形外科的發展，也親炙
整形外科的重要發展。展望未來，期待臺大整形外科，繼續在
自由的學術領域氛圍下，孕育出更多優良的仁醫，延續臺大整
形外科的榮景。

【附錄】◆ 臺大整形外科總醫師名單

總醫師：

臺大整形外科 歷任總醫師名單	(醫學會登記年代 - 畢業年代)		
1	湯月碧 (594003 畢業 -1977) (臺大 R1-1977)	(一年制) R4	1980-1981
2	羅宗軒 (臺大 R1-1979)	(一年制) R4	1981-1982
3	簡聰健 (臺大 R1-1979)	(二年制) R5	1982-1984
4	簡守信 (624010 畢業 -1980) (臺大 R1-1982)	(二年制) R5	1984-1986
5	簡雄飛 (臺大 R1-1983)	(三年制) R6	1986-1989
6	顏江龍 (臺大 R1-1984)	(三年制) R6	1987-1990
7	李經維 (臺大 R1-1985)	(三年制) R6	1988-1991
8	李俊達、林志雄	(三年制) R6	1989-1992
9	洪學義、林聖哲、鄭泰如 (臺大 R1-1987)	(三年制) R6	1990-1993
10	楊永健、葉堃林、陳志成	(三年制) R6	1991-1994
11	羅啟華、鍾立人、葉佐誠	(三年制) R6	1992-1995
12	謝孟祥、江耀國、鍾景仁	(三年制) R6	1993-1996
13	黃仁炫、劉致和、孫宗伯	(三年制) R6	1994-1997
14	戴浩志、郭源松、陳振家 (臺大 R1-1992)	(三年制) R6	1995-1998
15	林秀峰、黃國峰、李宗憲	(三年制) R6	1996-1999
16	黃介琦、謝青華、林中乙	(三年制) R6	1997-2000
17	楊長千、孫雷銘、陳淑賢	(三年制) R6	1998-2001
18	王健興、陳宏銘、張瓊文	(三年制) R6	1999-2002
19	謝榮賢 (臺大 R1-1997)	(三年制) R6	2000-2003
20	賴幸光、陳右昇	(三年制) R6	2001-2004
21	鄭乃禎、吳名倫	(三年制) R6	2002-2005
22	蕭奕君、黃慧夫	(三年制) R6	2003-2006
23	吳益嘉、蔡青穎	(三年制) R6	2004-2007
24	張惠琇、蘇育敏	(三年制) R6	2005-2008
25	陳振坤、李兆翔	(三年制) R6	2006-2009
26	林之昀、陳建良	(三年制) R6	2007-2010
27	黃傑慧、陳思恆	(三年制) R6	2008-2011

28	官振翔、阮廷倫	(三年制) R6	2009-2012
29	陳建瑋、游彥辰	(三年制) R6	2010-2013
30	黃柏誠、趙崧筌	(三年制) R6	2011-2014
31	陳志軒、李維棠	(三年制) R6	2012-2015
32	劉昌杰、柯安達	(三年制) R6	2013-2016
33	張哲瑋 (臺大 R1-2011)	(六年制) R6	2011-2017
34	莊樹揚	(六年制) R6	2012-2018
35	吳俞峰	(六年制) R6	2013-2019
36	陳瓈橙、楊弘維	(六年制) R6	2014-2020
37	鄭穎、阮智楷 (臺大 R1-2015)	(六年制) R6	2015-2021
38	江亭燕、江卓衡	(六年制) R6	2016-2022
39	張晏誠、吳曜丞	(六年制) R6	2017-2023
總計	至 2018 年計 39 屆 77 人		

代訓醫師:

Fellow (二年)		Fellow (六個月)	
楊錦江－高醫	1982 - 1984	呂旭彥－國泰	1980 年 7-12 月
許金龍－中山	1983 - 1985	邱浩遠－國泰	1981 年 1-6 月
陳式欽－省北	1984 - 1986		
劉鳳明－耕莘	1985 - 1987		
潘坤地－省桃	1991 - 1993		
蔡博庸－和平	1992 - 1993		
江耀國－省北	1993 - 1996		

- 1977 年 2 月 15 日國泰綜合醫院開幕，由於與臺大醫學院及臺大醫院取得建教合作關係，因而奠定良好的基礎。
- 1979 年以前，整形外科附屬於一般外科之中，曾經有張寬敏醫師 (副教授；
- 1948-1975)、李煌景醫師 (講師；1960-1977)、楊敏盛醫師 (1972) 、及石朝康醫師 (1974) 擔任主治醫師。
- 1979 年 8 月 01 日陳明庭回到臺大醫院，建立整形外科的專科制度。
- 1979 年 9 月 10 日陳明庭參與並完成亞洲首例連體嬰分割。
- 1980 年 8 月 15 日臺大醫院成立第 12 專屬 (整形外科) 病房及燒傷中心，整形外科開始成為完整的分科。 1983 年成立『高壓氧治療室』。
- 1984 年 3 月 30 日臺北市螢橋國小潑硫酸案事件，陳明庭與和平醫院整形外科主任林秋華聯手，為十多名皮膚灼傷的學童做整形手術。
- 1991 年 11 月整形外科遷入東址 9D 病房後，病床數增加，也成立燒燙傷中心 (3A1A2)，包含燒傷加護病房與燒傷普通病房。在臉部外傷、斷肢重接、手外科、燒傷照護、先天畸型矯治、頭頸部腫瘤切除後重建、乳癌切除後重建、美容外科、及顯微手術方面，均有傲人的成績。
- 1999 年亞東醫院與臺大醫院達成策略聯盟，由心臟外科朱樹勳教授出任院長，整形外科林佐武醫師擔任副院長。
- 2000 年 2 月陳明庭退休，轉任國泰醫院顧問醫師。
- 2000 年湯月碧任整形外科主任。
- 2002 年 8 月 3 日設立『形體美容醫學研究中心』，提供美容醫學之醫療服務。湯月碧任『形體美容醫學研究中心』主任。
- 2006 年臺大醫院開辦『乳房醫學中心』，整形外科與乳房外科、腫瘤醫學部共同合作，執行乳癌患者之乳房重建。
- 2008 年兒童醫療大樓成立後，增設兒童整形外科，提高兒童整形外科之醫療品質，謝孟祥醫師任主任。
- 2010 年 11 月 27 日，爆發連勝文槍擊案事件，湯月碧帶領整形外科團隊成功醫治連先生顏面外傷與骨折。
- 2012 年 2 月湯月碧卸任。

- 2012 年 2 月簡飛雄任整形外科主任。
- 2012 年簡飛雄任『形體美容醫學研究中心』主任。
- 2014 年 2 月湯月碧退休，轉任亞東醫院『形體美容中心』主任。
- 2015 年 2 月簡飛雄退休，轉任臺北醫學大學附設醫院副院長。
- 2015 年 2 月戴浩志任整形外科主任。
- 2015 年戴浩志兼任『形體美容醫學研究中心』主任。
- 2015 年 6 月 27 日，爆發了八仙樂園粉塵爆燃之大規模燒傷事故，整形外科與感染科、胸腔內科、復健科以及創傷部合作，成功醫治 34 位病人，達到零死亡、零器官衰竭的成果。

2010 年 12 月臺中榮總整形外科醫師合照
（第一排左起）顏榮信、宋定宇、唐友文、陳伊呈、（第二排左起）馮
金星、簡文祥、林雍球、曾凱邦、賴志昇、呂俊德、張皓強、（第三排
左起）林秀玲、許凱婷、劉宏貞、嚴美華、林訓伊、郭惠齡。

中榮歷屆主任
金毓鴻：1983-1985
楊效誠：1985-1988
萬漢雷：1988-1996
唐友文：1996-2013
陳伊呈 ：2013- 迄今

金毓鴻帶領團隊南下 扎根中部地區整形外科發展

1982 年 7 月 1 日「臺北榮民總醫院臺中分院」成立，後於 1988年獨立為臺中榮民總醫院。1983 年臺北榮總整形外科主任金毓鴻帶領一批他訓練的醫護團隊南下建立臺中榮總整形外科。同時，有鑑於當時大台中地區缺乏有規模、有系統的燒燙傷治療人員與設備，金毓鴻著手籌組和培訓人員，同年成立燒傷中心，藉著扎實的團隊經驗，開啟了國內中部地區整形外科醫療系統化發展的第一步。

金毓鴻帶領學生一向以嚴格出名，科內醫師被訓練在早上六點多一定要起床查房，不可貪睡遲到。當然，嚴師出高徒，榮總體系歷任許多整形外科主任大多是他的學生。這麼多年來臺中榮民總醫院訓練出來的歷屆整形外科專科醫師，除了部分留在中榮繼續服務之外，其他優秀菁英就好比種子散播一般，被延攬到中部地區諸如衛生福利部台中醫院、澄清醫院、彰化基督教醫院、沙鹿童綜合醫院等各大型醫院服務，成為帶動中部地區整形外科發展的重要動能。

楊效誠、萬漢雷 奠定中榮整形外科發展根基

由於金毓鴻本職仍在臺北榮民總醫院，一人兼顧台北、台中兩處業務相當繁重。因此台中科內發展的任務，大多交給草創時期跟隨他從北榮南下之學生楊效誠。而楊效誠也不負期待，積極規劃科內的進修計畫，並於 1985 年接任整形外科主任。1986 年顯微手術在

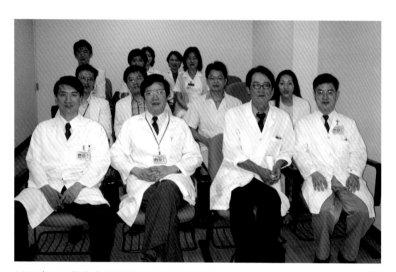

2002 年 12 月臺中榮總整形外科醫師合照
（第一排左起）歐令奮、唐友文、陳伊呈、顏榮信、（第二排左起）吳
明憲、廖建勝、林雍球、陳秀萍、（第三排左起）林川元、嚴美華、許
凱婷、（第四排左起）郭惠齡、林秀玲。

台中剛開始萌芽，楊效誠在院方的支持下，立刻派人出國訓練。當
時臺中榮總是中部地區唯一一個整形外科專科醫師訓練醫院，具有
其獨特的標竿作用。

　　萬漢雷從三軍總醫院退役後，於 1988 年轉任臺中榮民總醫院整形
外科主任，1990 年台中縣外埔鄉鋐光公司的爆炸案，萬漢雷率領團
隊在一夜之內收治 31 名重度燒燙傷病患。1995 年 2 月 15 日衛爾康
餐廳發生台灣有史以來單一建築物死亡人數最多的火災，共造成 64
人死亡，此次事件引發全台譁然。當時臺中榮總是中區唯一的的燒

傷醫院，高達兩百多位病患同時湧入，讓臺中榮總緊急動員全院人力投入救治行列。經過多起燒傷意外事件後，臺中榮總更加重視燒傷中心的重要性，也促使萬漢雷藉著在三軍總醫院所累積的管理經驗，將燒傷中心的制度建立得更加完整。

天搖地動下不變的冷靜沈著 唐友文帶領中榮成長茁壯

1996 年萬漢雷轉任桃園榮民醫院擔任院長，延攬北榮唐友文接掌主任，唐友文曾赴美國哈佛大學麻省總醫院進修燒傷營養學，專精燒傷病患的治療搭配方式。1999 年 921 大地震於 9 月 21 日凌晨發生於台灣中部，是台灣自二戰後傷亡損失最大的自然災害，共造成 2,415 人死亡，11,305 人受傷。當時直升機送來約 40 餘位燒傷病人，由於病人數目眾多，中榮將部分病人送往北部醫院，留下 20 餘位燒傷病人。院方將所有外科醫師責成唐友文調配，且特別空下四間手術室做緊急處置，再加上燒傷中心優質團隊的照顧根基，病患整體大致復原良好。現今社會普遍注重公共安全，燒傷意外事件及受傷人數已大幅減少。院方基於營運成本考量，對於燒傷中心存在的必要性相當關切，但唐友文堅持燒傷中心是社會發生天災人禍時最重要的後盾，若輕易裁掉，一旦出事後果將不堪設想。因此儘管支出成本很高，但臺中榮總整形外科仍咬牙扛起營運重擔，也獲得院方的支持。目前在燒傷病患治療上，擁有燒傷加護中心八床，並以顯微植皮術，重建大面積燒傷患者，再強化生理功能監測，治癒率明顯提升。

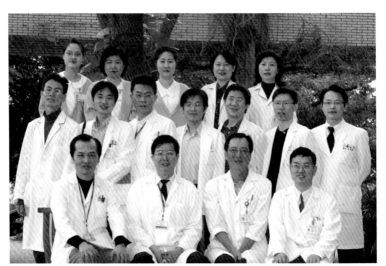

2007 年 12 月臺中榮總整形外科醫師合照
（第一排左起）宋定宇、唐友文、陳伊呈、顏榮信、（第二排左起）馮
金星、簡文祥、高文彬、林永祥、曾凱邦、呂俊德、林雍球、（第三排
左起）嚴美華、許凱婷、林秀玲、郭惠齡。

　　唐友文說，臺中榮民總醫院並未附屬於醫學院，因此科內發展以
臨床為重，但因臨床業務量極大，而科內醫師人力有限，導致醫師
每天都非常忙碌，甚至曾有受訓醫師連續幾天都無法回家的紀錄。
儘管如此，科內在醫學研究上仍不敢怠慢，主要以燒傷營養及慢性
傷口治療之研究為主，多年來已有多篇文章在國內外醫學 SCI 雜誌
上發表。

　　近年來，中部地區頭頸部腫瘤手術病人數目逐年增加，一年平均
高達 100 多位。然而儘管治療費時、健保補助低而且技術困難，但

中榮仍會盡心救治、不會有絲毫延宕。

　　唐友文就特別佩服有位主任級整形外科醫師歐令蕾在困難重建手術領域貢獻良多，他曾救治許多先天畸形、血管瘤的患者。其中尤其是血管瘤手術風險極高，很容易衍生醫療糾紛，醫師往往避之唯恐不及，唐友文就曾遇到過有位病童在求診之前，已在其他醫院輾轉找了 11 位醫師都不願意收治，所幸該病童在中榮手術後預後良好，家屬非常感激。

　　「醫學中心就是要有這樣的精神，別人不做的你就是要撿起來，不能拒絕任何病人。你是病人的最後一線希望，一定要想辦法醫好，不能說我不會。」

臺中榮總前整形外科主任　唐友文

　　唐友文認為這就是醫學中心的精神，特別是臺中榮總病患大多為銀髮族長輩或經濟情況不佳的病人。年長病人大多罹患糖尿病下肢潰爛、褥瘡等慢性傷口問題，醫治過程相當費時；而經濟不佳的病人，往往需要尋求社會福利資源挹助，但中榮整形外科始終堅持「不拒絕任何一位病患」的原則，甚至許多病人紛紛從竹山、雲林、嘉義等地方過來求醫。他謙虛認為科內並沒有什麼特別的高招，唯有抱持「同理心」，視病猶親將病人當作家人，仔細了解病況悉心予以治療而已。

　　曾受唐友文、陳伊呈等多位醫師訓練的彭人楚，曾擔任臺中榮總整形外科住院醫師、總醫師、主治醫師，目前在外擔任整形診所醫

師。彭人楚回想起在臺中榮總的時光，他認為臺中榮總對於整型外科醫師的訓練相當扎實，雖然平時的工作量繁重、手術數量大，但也因此成長相當快速，累積十分扎實的技術與經驗，才能執行許多整形外科手術、救治更多有需要的病患。彭人楚所擅長的正是亟需精湛手術技巧的腸道重建食道手術，使罹患咽喉癌、口腔癌的病患能再度進食，同時為臺中榮總第一位執行此手術的醫師，也影響了後進。

「我以有幸能身為一位整形外科醫師為榮。」唐友文這樣說到。整形外科因為病人情況的多變性，很少兩台刀是一樣的，因此他認為每次開刀都有如在設計一件工藝作品，為求達到最完美的成果，就算開上十幾個小時的刀都不嫌累。他特別喜歡這句話「We are lucky, we are plastic Surgeon」，或許就是這樣充滿挑戰性的工作特質，吸引許多年輕醫師前仆後繼的投入此領域吧！

出身中榮獨當一面　佼佼者歐令奮

目前已為知名整形外科診所院長的歐令奮，最早是在臺北榮總擔任住院醫師，因從小外於藝術很有興趣的他，選擇了充滿創造性的整形外科。表現優異的歐令奮自 1988 年起在臺北榮總受訓六年後，1994 年便到臺中榮總擔任主治醫師，後來也成為了主任級醫師。

他認為臺中榮總整形外科的風氣相當鼓勵醫師學習並發揮所長，從科內每年派醫師與其他科院交換訓練、出國進修的計劃就可見一斑。在臺中榮總期間，歐令奮曾到美國紐約大學醫學中心交流學習，

也曾將之前在長庚交換訓練，所見習以腿部的腓骨重建病患下巴的技術概念應用於變性手術上，由腿部的腓骨代替原本以上手臂手腕的皮瓣來建立生殖器，效果不僅不錯，更可以將疤痕從明顯可見的手臂上改至可穿著遮蓋的腿部上，減少病患因疤痕被詢問的尷尬可能，相當體貼。

歐令奮在臺中榮總經歷過多種棘手病症，例如令人聞之色變的高血流量之動靜脈畸形手術，和頭臉部巨大神經纖維瘤之切除手術。儘管手術過程戰戰兢兢，但也曾遇過有心的病患在康復後，還特地從漁港產地直送兩大簍新鮮的魚感謝他。歐令奮每每得知病患的生活品質與身體康健因此改善，總感到十分欣慰，這也是他身為整形外科醫師的最大動力來源。

立足現在展望未來 手外科專家陳伊呈延續中榮特色

唐友文於 2013 年退休，由陳伊呈接任臺中榮總整形外科主任，陳依呈擅長斷指斷臂的案例，曾發表不少論文，1996 年他赴美國克理斯汀克萊特手外科中心進修手外科、顯微手術及異體移植。陳伊呈在先天性畸形手指以及風濕性關節炎的醫治皆有獨到之處，中榮整形外科於中部地區手外科領域發展的專業地位，在他的帶領下逐日茁壯。

臺中榮總整形外科致力發展頭頸部腫瘤切除後的顯微重建、手外科、及達文西手術等尖端重建整形手術。此外，也救治許多先天畸形、血管瘤、手指風濕性關節畸形等複雜病患。在燒傷病患治療上，

以顯微植皮術，重建大面積燒傷患者，再強化生理功能監測，治癒率明顯增加。慢性傷口治療上，尤其糖尿病足的處理，強調以最簡單有效的浸水、傷口抽吸，再加上藥材及敷料，已成功的治癒或改善長期為傷口所困擾的大部份患者，成效卓越。

　　陳伊呈表示，臺中榮總整形外科未來以成為中部地區首屈一指的重建顯微重鎮為目標，成立顯微技術訓練中心，除了提供病人完善照顧外，更精進於顯微技術之提昇；運用達文西機器與 3D 列印等尖端科技，提升整形重建手術的技術，可協助顏面骨折、小耳症等病患更完善的醫療照護；與其他科系跨領域全方位合作，以提供病患更好的臨床治療為第一優先。

臺中榮總訓練的整形外科專科醫師：
陳伊呈・顏榮信・王本欽・林文成・王鳴祥・溫高榮・
李世一・陳昱先・彭人楚・吳明憲・廖建勝・鄭明中・
方前量・蔡秉衡・高文彬・陳秀萍・林川元・林雍球・
劉宏貞・簡文祥・林永祥・曾凱邦・呂俊德・賴志昇・
張皓強・陳彥瑋・蔡岳鎮・林奕伶。

臺中榮總整形外科醫師（原臺北榮總整形外科醫師）：
楊效誠・梁貫宙・唐友文・宋定宇・蔡新中・歐令奮。

臺中榮總整形外科醫師（原三軍總醫院整形外科醫師）：
萬漢雷・張克中。

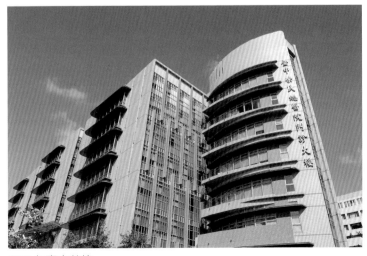

2018 年臺中榮總。

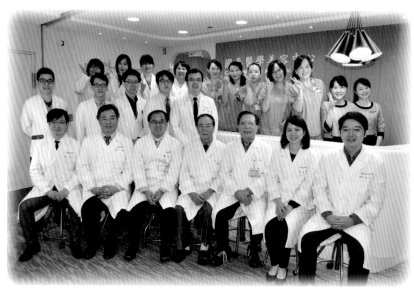

2015 年 12 月 9 日國泰整形外科聖誕團拍。
（前排左起）李建智、劉致和、蒲啟明、陳明庭、呂旭彥、顏毓秀、郭宇正。
（後排左起）廖偉捷、范姜鈞、羅世倫、黃重崴、李柏穎。

國泰歷屆整形外科主任
呂旭彥：1986-2003
吳瑞星：2003-2010
劉致和：2010-2013
蒲啟明：2013- 迄今

國泰霖園集團 開創醫院集團化經營先驅

　　制度的變革，牽引著整形外科的發展。1975 年，企業首開醫療集團化經營的開端，2005 年，小資本家開始參與並經營美容整形醫學的領域。兩項改變，都為醫療行為帶來極大的影響。

　　1977 年國泰醫院開幕時，初期只開放一般病床 80 床及急診室 3 床。對比今日包含總院、汐止、新竹、內湖四院共有 1800 床，這四十年間的成長，除了霖園集團的全力支持外，背後來自於一群犧牲奉獻的醫療團隊。

　　論及國泰整形外科的發展，陳明庭居功厥偉。陳明庭在匹茲堡市蒙特奧斐醫院外科 R1 只做一天就跳上 R2，並在 R2 時參加匹茲堡大學之外科解剖學夜校訓練一年，外科手術實力大增。R1 直升 R2 的故事背後，來自於陳明庭的突出表現，陳明庭擔任住院醫師的第一天跟外科主任一起上了一台胃部手術的大刀，下刀後主任直接帶他去見院長。沿途他心中忐忑不安，以為自己做錯了什麼事，只聽到主任跟院長說「我要讓這個醫師明天開始就升任為第二年的住院醫師」，破格 R1（住院醫師第一年）只待一天後直跳 R2，可說是 R1 一天的堪抵一年的資歷。

　　1971 年陳明庭應邀回國加入羅慧夫創立的馬偕整形外科，馬偕除了是整形外科領域的創始重鎮外，至今仍是國內整形外科的主力。1976 年陳明庭因故來到國泰醫院，任國泰醫院醫務室主任，隔年擔任外科部主任。在經過馬偕實際的演練後，他在國泰醫院充分發揮，

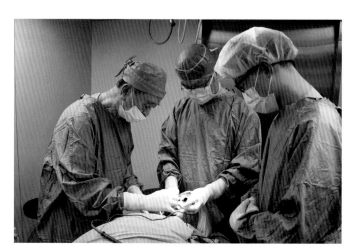

2018年陳明庭帶領團隊在國泰醫院進行手術，陳教授奉獻醫療、
提攜後進，數十年如一日，是醫界後輩學習的典範。

奠下整外成長茁壯的基礎。

在當時國泰陳炯明院長恢宏氣度的帶領下，擔任醫務室主任的陳明庭也秉持著奉獻的精神，全心投入國泰。儘管當時醫院的薪資是每個月固定的四萬塊，但為了服務人群的理想與經濟情況的考量，陳明庭日夜加班，白天在醫院看診、開刀，夜晚在自己成立的診所工作。早期國泰的資源仍不充裕，他甚至「私器公用」，將自己私人診所的十幾套醫療器材全數提供醫院使用，直至半年後，國泰買足全套的器械後，他才拿回儀器。

1977年5月國泰醫院剛成立初期，中層醫療資源缺乏，外科總醫師石敏言與唯一的外科住院醫師呂旭彥，分別擔任所有外科手術的第一與第二助手。當時，國泰向臺大醫院借將，簽了教學合作，臺

大醫院教授級的專家絡繹不絕地帶患者轉介至國泰手術，連帶石、呂兩位醫師成為外科的「兩大紅牌」，各方手術需求應接不暇。

當時手術的正常時間，是上午八點至晚上十點，每日十四小時，因為開刀房初期只有三間，主治醫師只能輪流排隊進線手術，經過如此密集扎實的訓練，終於鍛鍊出國泰外科醫師擅長複雜手術的基礎。1982 年，這些年輕的主力外科醫師，還包含黃清水、林永明、林志明、王宗前、黃金山、石敏言、呂旭彥、沈博文以及陳瑞雄等人，如今都是在役且功勳赫赫的戰將。石敏言現為資深外科主治醫師，有個外號叫媽祖婆，不論任何疑難雜症、困難手術，只要有一絲機會可以救活患者，他都不會放棄與死神拔河的努力，這也可以部分歸功於早期他跟隨臺大醫院教授群的豐富開刀經驗。現在北京大學附屬醫院炙手可熱的外科部長梁子豪，就是十多年前國泰一般外科一手訓練出來的醫師。

呂旭彥回憶到國泰醫院是他的第一份工作，當時在陳明庭、林佐武的帶領下，他學習到很多整形外科的技巧，整形外科的訓練非常密集、嚴謹，跟著這些資深的醫師們，每天有跟不完的手術、做不完的事情。不只午餐有一餐沒一餐，平均晚餐時間更是在晚上九點以後。一旦可以進食，往往大家都會大吃一頓，以儲備體力，繼續應付晚上的急診顯微手術，體重也因此難以控制地直線上升。

當時國泰整形外科蒸蒸日上的新氣象吸引許多外院醫師前來，就連創辦高醫整形外科的林幸道，也前來進修。他分享到當時整形外科內大家都以師兄弟稱呼，在陳明庭的指導下，大家彼此照顧，對於如同「轉學生」的他完全不會排擠。大師兄許義郎及兩年後的楊

錦江、劉鳳明、陳式欽原先在臺大受訓，也都先後跟隨陳明庭到國泰醫院繼續學習，之後陳明庭在 2010 年獲頒扶輪社百週年舉辦的臺灣醫療典範獎，這是被評審委員青睞的主因之一。

連體嬰分割案 陳明庭一人當兩人用

陳明庭在國泰拓展三年後，於 1979 年因連體嬰分割案，被破格召回臺大擔任專任主治醫師，然而他仍心繫國泰，一個禮拜仍有兩天會回國泰手術、看診，帶領國泰整形外科，從 1976 年維持至今，已逾 40 年，從不間斷。陳明庭不僅是國泰創立的元老，更是國泰整形外科重要的精神支柱。

1979 年，已升任主治醫師的林佐武繼續指導兩位第三年的住院醫師呂旭彥、邱浩遠，他們不得不開始跳階學習，被迫快速成長，成為可獨當一面的醫師，當時兩位住院醫師在 1980 年還得輪流到臺大醫院，擔任總醫師的工作。

1981 年林佐武選擇去到北醫發展，後來應臺大洪啟仁教授的安排，到阿拉伯醫療團服務兩年後，將國泰整形外科的重擔交給呂旭彥跟邱浩遠。兩年後林佐武回到臺大醫院，與陳明庭再續整形外科生涯的師徒情緣。後來轉任亞東醫院副院長，現仍任資深主治醫師。

1983 年，呂旭彥跟邱浩遠輪流到紐約去接受更進階的訓練，兩人去到紐約的貝斯以色列醫學中心、愛因斯坦醫學院跟紐約大學這三個地方，分別受訓六個月，自此國泰整形外科主治醫師到紐約受訓成為傳統，2018 年 1 月份仍有羅世倫等被派往紐約進修。

呂旭彥、邱浩遠兩位主治醫師合作無間，呂旭彥偏重一般整形與美容整形；邱浩遠偏好重建整形及手外科，同時兩位都是顯微手術整形的好手。連同過去林佐武所發想的顯微技術，兩人帶領張士人、林志和、曾鼎昌等後進醫師，從 1978 到 1997 年 20 年間，在顯微手術接手指方面創下超過 1500 例的紀錄，成功率達 95%，也曾首度發現手指存活的溫度 32℃以上，成為了重要的觀測指標，並發表論文在 1983The Journal of Hand Surgery 上，這是當初國內非常傑出的成績。這一切都可歸功於在陳明庭的帶領下，林呂邱三位元老在這十年間不眠不休的努力，奠定下國泰顯微外科扎實的基礎。【國泰整外重要記事如附錄一】

血管瘤重建經驗四十年　國泰血管瘤治療技術享譽國際

　　呂旭彥曾分享，陳明庭是一位罕見的全能型整形外科醫師，任何類型的手術他都可勝任。整形外科範圍甚廣，包含人體從頭到腳的範圍，醫師要能精熟每個領域非常困難。陳明庭執行先天性缺陷的手術，包含唇顎裂等手術都可以開得相當快速且有效率，累積五千例以上的臨床案例，教授在 1983 年帶呂旭彥前往紐約進修時，同時在紐約 Barsky 全球整外紀念演講會中發表，轟動全場。他具備燒傷、乳房重建的相關經驗，美容手術更不在話下，甚至高難度的頭頸部癌症、喉頭癌都可以快速的進行切除，執行皮瓣重建手術。整形外科後來所發展出的顯微皮瓣穿透枝手術，都是基於這些精準的外科技術才有後續的驚人成就。陳明庭也維持高度的興趣並實際投入，

這在長達四十年 Slide Meeting 中，陳明庭都可以針砭所有顯微手術的良窳，其功力可見一斑。

陳明庭最為擅長的血管瘤、血管畸形，雖然只佔先天性缺陷的微小比例，但治療上卻是相當的困難，陳明庭累積超過四十年的豐富經驗，精熟診斷分類、治療方式、術後預估以及重建，具備非常難得的完整治療流程策略，全台灣的血管瘤治療，無人能出其右。在台灣以及鄰近國家 80% 以上的困難案例都送到國泰醫院的特別門診來治療，因此累積數以萬計的病例，2016 年還應邀到美國芝加哥的血管醫學國際年會進行專題講演，實為難得的殊榮。

2018 年 10 月 27 日，陳明庭榮獲醫療奉獻獎，為整形外科醫師中的首位，殊為不易，國泰整外同仁與有榮焉。

Slide Meeting 所有的前進都來自於不停的努力

從 1977 年起，陳明庭堅持固定在單數月的第二個禮拜二晚上六點到十點舉辦 Slide Meeting。Slide Meeting 最初是以幻燈片投影機作為簡報工具，所有人不藏私的分享病例手術經驗，甚至有時到了深夜仍討論熱烈。正是因為 Slide Meeting 不藏私、老中青共享學術技術的平台，儘管是自願參加制，仍長年吸引許多醫院的醫師跨院前來參與。

Slide Meeting 的源起來自於美國紐約第 53 街，Dr. Barsky（陳明庭的老師），Dr. Simon, Dr. Kahn 的辦公室裡的幻燈片學術討論會。那時陳明庭是住院醫師到總醫師的成長時期。他的主治醫師還有 Dr.

Hoffman, Dr. Silver。Dr. Silver 從 1983 到 2016 年是 New York 的 Beth Israel 跟紐約西奈山醫學中心（Mount Sinai Medical Center）的外科部主任，2017 年退休成為顧問醫師，至今 2018 年國泰醫院仍會不定期將住院醫師送到 Mount Sinai 當研究員。

受嚴師陳明庭的教誨，呂旭彥傳承此交流精神，另外舉辦美容整形的幻燈片研討會，從 2003 年開始，由呂旭彥主持，每年舉辦三到六次，搭配陳明庭的幻燈片討論會隔月舉行，迄今已第二十六屆，在紐約診所、國泰輪流舉辦，這段時間也是國泰整形外科發展的一大巔峰，扎實教學下，奠定了國泰在美容整形外科訓練的重要基礎，很多新訓練出來的整形外科專科醫師紛紛出任重要的主任職位，包括燒燙傷中心、汐止分院整形外科、新竹分院整形外科等。

正式成立整形外科專科 呂旭彥傳承深耕教育精神

1986 年國泰正式成立分科，由呂旭彥接任第一屆整形外科主任。1987 年 6 月 12 日，更成立了美容整形醫學中心，是國內早期由醫學中心支持成立的美容整形醫學中心。國泰醫學中心以高品質的醫療水準及以病人安全為中心的理念為患者服務，在此前提下，以患者的需求作整體考量，達成最好的臨床效果。

1988 年邱浩遠在日本東京大學取得博士學位一年後，他帶著豐富的整形外科實務經驗跟手外科訓練的優異技術，在大家的祝福下，1990 年到國立成功大學附設醫院擔任整形外科主任，同時昇任副教授，後來再昇任教授，呂旭彥則在 2003 年昇任副教授。

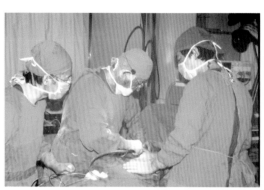

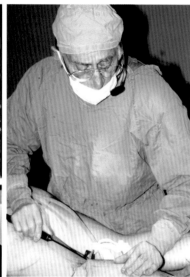

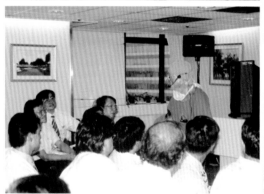

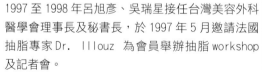
1997 至 1998 年呂旭彥、吳瑞星接任台灣美容外科醫學會理事長及秘書長，於 1997 年 5 月邀請法國抽脂專家 Dr. Illouz 為會員舉辦抽脂 workshop 及記者會。

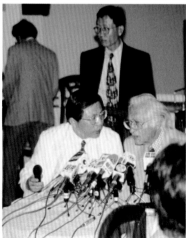

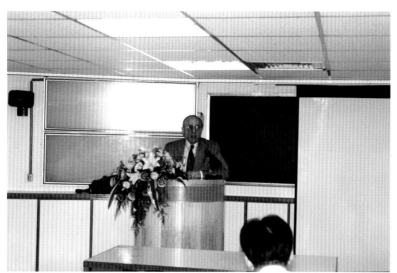

1998 年 4 月 11 日 Dr. Silver 於外科部晨會演講。

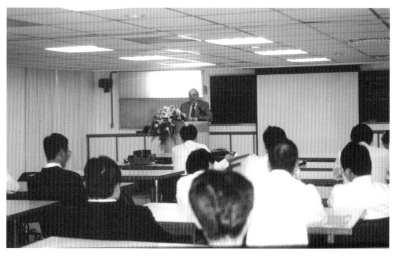

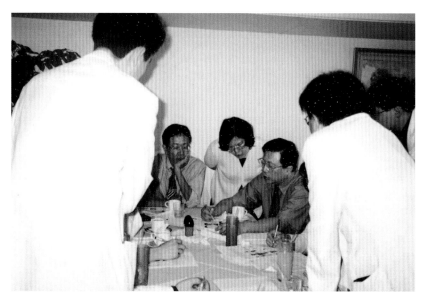

2000 年 5 月 24 日每週期刊閱讀，呂旭彥（坐者右）、彭瑞玫護理師（中）、
吳瑞星（坐者左）。

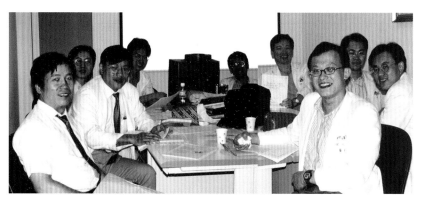

2000 年 7 月 21 日每週期刊閱讀。
（左起）羅賢益、龔正良、劉貴實、李建志、周宏璋、張孟卿、陳杰峰、蕭敦恆、
蒲啟明 。

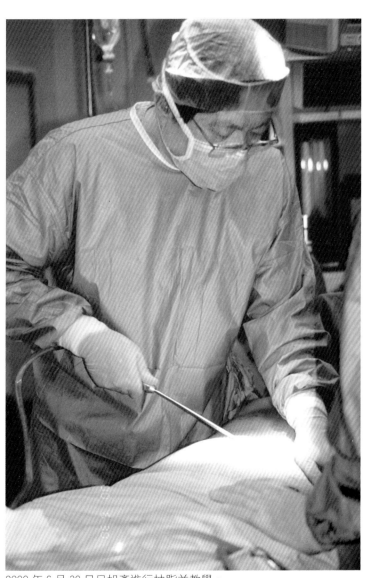

2000 年 6 月 30 日呂旭彥進行抽脂並教學。

呂旭彥擔任近 18 年的主任生涯，國泰整形外科的發展，成為他肩頭上的重任。他廣邀臺大主治醫師湯月碧、簡雄飛與空總主治醫師李治華、張忠強前來助陣。創造大熔爐的環境，使年輕醫師從前輩身上學習到不同訓練背景的經驗，充實年輕整形外科的實力，增長見聞，創下一種新的學習模式，成為跨院交流的先驅。【國泰整外主治醫師記事，見附錄二】

呂旭彥管理有道 美容中心手術與研究並重發展

　　1987 年美容整形醫學中心成立，開始將美容整形的客人，導入專屬的候診系統，以獨立的單位管理。當年這樣的創舉由長庚跟國泰首發。美容中心從一個二十四坪的小空間，開始發展，初期以門診跟雷射手術為主，經過十年後。在陳炯明老院長的堅持下，移到新建大樓頂樓一百多坪的空間，邁入美容整形發展的第二階段。

　　這個時候全身麻醉的設備以及獨立病房的設置，再再都顯示了院長跟主任的決心，要將美容手術推上巔峰，因此內視鏡手術設備以及各種先進的雷射設備樣樣俱全，除毛雷射的研究也是在第二階段得到一個新的成果。

　　呂旭彥以狐臭切除手術進行研究設計。他在手術前的一個禮拜，先進行除毛雷射治療腋毛，一週後切除狐臭頂漿腺時，將毛囊取出送檢。結果發現這些毛囊變成了胎毛，由於胎毛是人體出生後兩周內就會完全脫落的毛髮，可以證明胎毛的出現是雷射加工後的效果。而且在毛囊的周圍觀察到組織纖維化，因此使毛髮無法存活，顯示

雷射除毛很可能是永久性的變化，1993 年呂旭彥將此研究連續兩篇發表在當年的美國整形外科期刊。

成長茁壯分支 再創佳績

2002 年新竹國泰醫院成立，呂旭彥安排總醫師龔正良前往，擔任第一位主治醫師兼主任，並由數位主治醫師輪流前去支援開診。開業初期，呂旭彥甚至每週花一個整天時間，親自坐鎮參與醫療。

很快的，新竹國泰醫院的業務量，在一年內就遠遠超乎原來的預期，這都要歸功於當初籌備處的院長陳德輝籌設了完整的規劃以及接任的首屆院長李發焜完全的支持。整形外科與美容整形中心，很快就擴充到目前的規模，異軍突起的發展，大大鼓舞了全體整形外科的士氣。

「我師承陳明庭教授逾四十年，還因美國醫藥援華基金會之資助，前往紐約陳教授母院進修，在國泰第六年主治醫師接掌首任主任，即以師訓『專精真誠』為己任，不敢鬆懈。精進思維、技術創新，顯微手術、乳房縮小手術、眼周重建美容手術及脂肪移植的完整論述，都在國泰、紐約診所接續完成，應不愧師尊囑咐。

創新發想及教學傳承是精湛醫術的不二法門。我剛擔任主任時，教授囑咐我，如果手術中你不知道如何繼續，那你必須停在那裡。再找出方法解決——要保守你的心勝於一切。」

國泰前整形外科主任／顧問醫師 呂旭彥

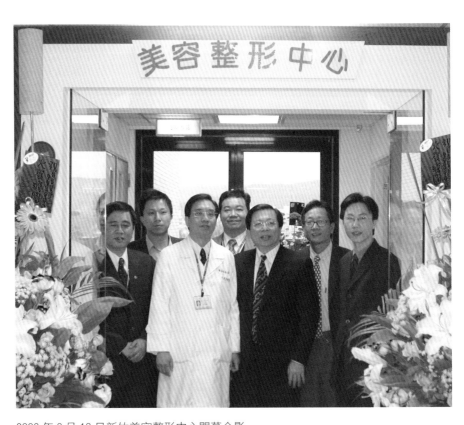

2003 年 3 月 19 日新竹美容整形中心開幕合影。
（左起）李豐鯤副院長、麻醫王時傑、李發焜院長、劉致和、呂旭彥、吳瑞星、龔正良。

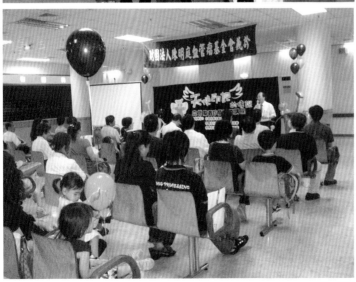

2007 年 3 月 17 日苗栗大千醫院義診。（前排左起）戴浩志、顏毓秀、吳瑞星、陳明庭、徐千剛院長、曾鼎昌主任、蒲啟明。（後排左起）劉致和、李建智、劉明孝、黃繼增、顏仲毅、鐘一傑。

2007 年 10 月 13 日署南義診，簡聰健院長開場。

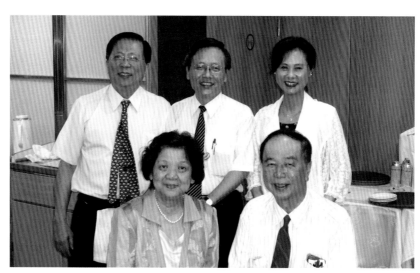

2007 年 8 月 23 日陳明庭教授壽宴。（前排）左起陳師母與陳明庭。（後排左起）呂旭彥、簡守信、呂師母。

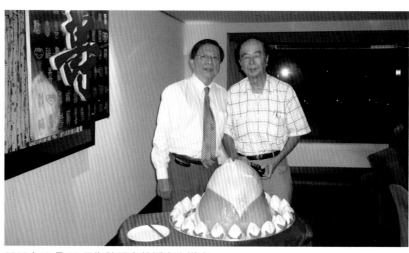

2009 年 8 月 29 日為陳明庭教授慶生辦桌。

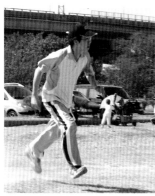

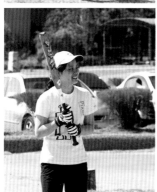

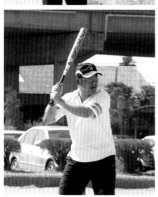

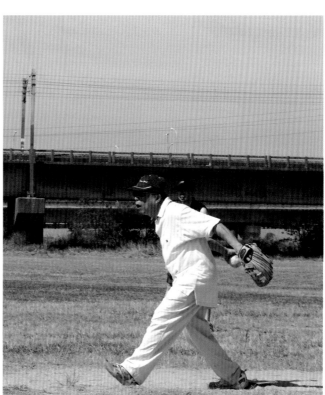

2009 年 11 月 8 日參加新竹分院院內慢壘比賽外
科隊奪冠。（左圖由上而下）新竹分院龔正良主
任、汐止分院顏毓秀主任、總院蒲啟明主任、（上
圖）呂旭彥顧問。

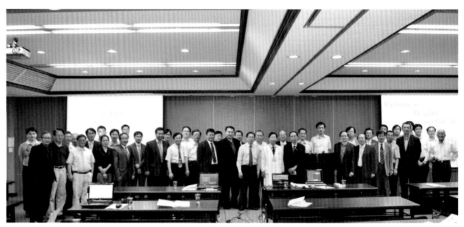

2012 年 5 月 5 日 Slide　Meeting 35 週年 / 國泰人壽國際會議，大合影。

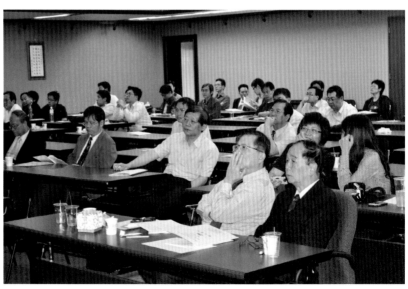

全神貫注與會。

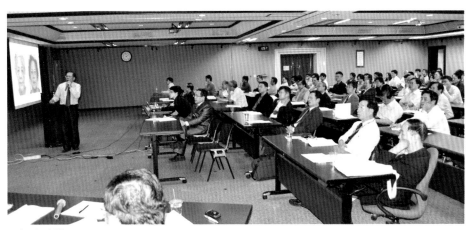

呂旭彥演講。

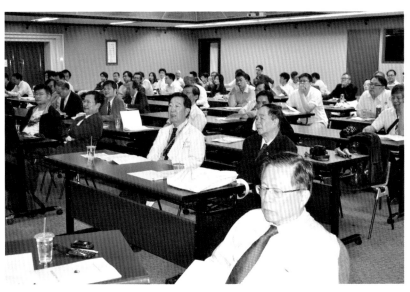

陳明庭教授右側坐者林志明院長。

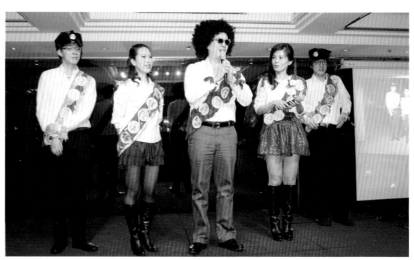

2013 年望年會。（左起）R2 羅世倫、R5 林莉穎、R4 李柏穎、R6 王君瑜、R3 黃重崴。

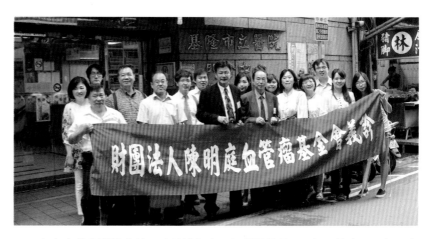

2014 年市立基隆醫院義診。（前排）左三江耀國院長、 左二蒲啟明、右五陳明庭教授、右二 顏毓秀。（後排）左四李建智、左三劉致和、左二黃重崴、右一李柏穎。

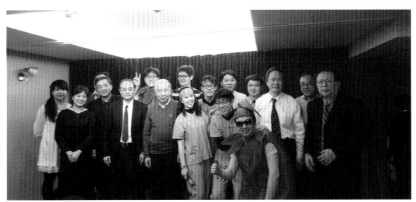

2014望年會。左三李發焜院長、左四洪焜隆副院長、左五黃政華副院長、右三黃金山部長。

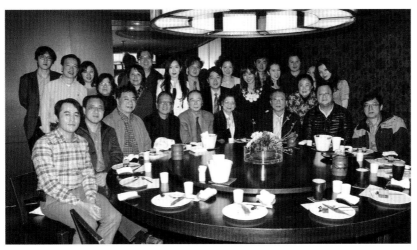

2014年1月11日總是聚集老師、師兄弟的謝師宴。（郭宇正提供）（前排左起）楊奕志、蒲啟明、劉致和、吳瑞星、陳明庭夫婦、呂旭彥、李鐵國、郭炳成。（中排）左一張孟卿。（後排）左一黃重崴、左三顏仲毅、郭宇正立於陳教授夫婦身後。

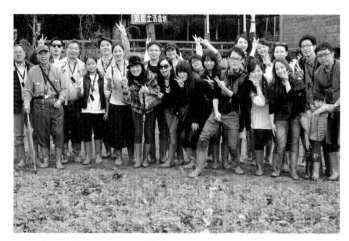

2015 年 12 月 26 至 27 日科遊日月潭。

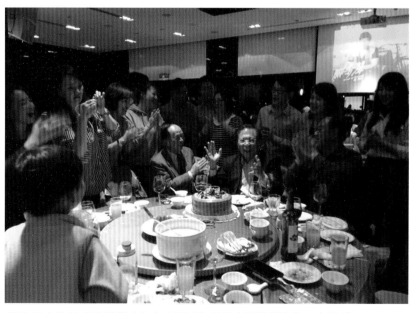

2016 年 1 月 10 日外科部忘年會中同時為呂旭彥副教授慶生不亦樂乎。

2004 年國泰醫院開始實施專勤制度，匯集超過三十篇的美容整形論文，已升任副教授的呂旭彥同時因服務已滿 26 年，交棒至吳瑞星手上，自行開業創立紐約整形外科診所。由於臺大、國泰整形系統創始者陳明庭及其後續的呂旭彥、吳瑞星、李建志、蕭敦恆及多位年輕醫師都曾經前往紐約進修，這就是呂旭彥為紀念這段經歷，而取名「紐約整形外科診所」的源由。

吳瑞星曾赴紐約西奈山醫學院附設醫院、加拿大多倫多大學醫學院附設醫院進修，學習乳房重建手術，並將乳房重建的新技術帶回國泰。國泰整形外科是屬於唯一位在台北市東區的醫學中心，因為地緣關係，在院內常有不少前來進行美容整形的求診者。多年傳承下來強調以重建整形技術為核心的美容整形，技術相當先進，因此包含眼周的年輕化手術、隆乳或縮乳手術以及自體脂肪移植手術，在業界皆廣受好評。2010 年，吳瑞星離開國泰醫院到連鎖診所，也帶領不少學生發展出一片天地。

2010 年劉致和接任主任，劉致和擅長頭頸部腫瘤、內視鏡拉皮以及乳房整形等美容手術，他為國泰整形外科導入實證醫學概念，實證醫學是統一利用科學方法獲取證據，來確認醫療成效的一種嘗試。透過文獻，證明治療方法，過程需要查詢大量文件來佐證結果。2013 年劉致和卸任，轉任醫學資訊部副主任，由蒲啟明接任。

蒲啟明 專注學術研究暨創新

蒲啟明於 2003 年赴美國北卡羅萊納州杜克大學醫學院整形外科進

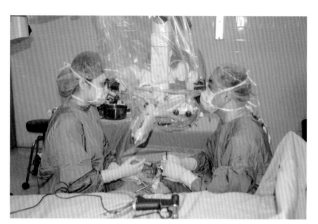

蒲啟明（右）正在進行顯微手術教學，左為顏毓秀。

修顯微重建、乳房重建手術，回國後致力延續國泰乳房重建手術的
優良傳統。蒲啟明回憶起進入整形外科時是呂旭彥主任收他入門，
在他眼中，呂主任是位積極、活躍的前輩，他有很多 idea，而且能
夠劍及「呂」及，一有想法立刻實踐。甚至至今已成為國泰整形外
科的資深顧問，仍然不恥下問，一有問題都樂於與學生討論，也因
此可以從他身上學習到很多邏輯概念。呂旭彥常說的「美容手術要
做得好，重建手術一定要有扎實的根基。」他至今仍奉為圭臬。

　蒲啟明積極推動國泰的學術研究發展，鼓勵主治醫師進修，科內
如今已有三位臺大博士，包含他自己、李建智醫師以及汐止分院整
形外科主任顏毓秀均為解剖暨細胞生物學研究所博士。此外，國泰
醫師也努力發表期刊論文，蒲啟明專注於現今極為熱門的脂肪移植
及脂肪幹細胞研究，脂肪移植顛覆過往手術後即將患者脂肪丟掉的
處理方式，未來研究將有機會透過脂肪幹細胞幫助血管癒合、血管

新生，達到皮膚年輕化及處理困難傷口的效果。目前整形外科於汐止設有臨床研究中心，附設有獨立實驗室，在許多研究計劃進行的同時，未來目標是再成立脂肪研究中心，深入脂肪移植研究。

「整形外科不是大科，但是個不可或缺的科，使用重建整形的精湛技術，支援科際整合的一門醫學，協助患者傷口癒合。近十年來，由於創意及技巧的提升，要使重建手術更趨完美，重建美的輪廓，因此整形醫師的責任將更加艱巨。」

國泰整形外科主任 蒲啟明

蒲啟明認為口腔癌重建手術是最辛苦的手術，手術時間常常要超過十小時直到凌晨才能結束，執刀醫師壓力都很大。然而這也是整形外科醫師的必備訓練基礎課。在醫學中心內可以見到形形色色的病患，遇到比較大的傷口時該如何治療，儘早讓病患繼續有品質的生活下去。而看著帶領的每一位住院醫師，從對整形外科完全不懂，到成為整形外科專科醫師實在是件很有成就感的志業。

國泰重建整形及美容整形並重發展

國泰積極發表研究，投稿論文至整形外科醫學會期刊，參與學會的運作。擔任美容外科醫學會的理事長、理事等職務。整形美容外科醫學會早期發展是由翁昭仁（1994-1996 年）、呂旭彥（1997-1998年）、陳明庭（1999-2000 年）分別開始擔任第一、二、三屆理事長。

每個月舉辦一場大型的研討會，請資深醫師發表專題演講及討論，自1997年開始的二年內也舉辦超過24場大型演講，開啟美容外科的風氣。後來交棒陳昱瑞擔任理事長亦有非凡成就，建立在這些基礎上，美容外科掀起蓬勃發展的風氣，2002年起呂旭彥另外召集了新竹地區整形外科、皮膚科以及紐約及國泰整形外科同仁，開啟了美容整形的 Slide Meeting，進行手術示範、討論整形新技術，並邀請生技產業界發表嶄新科技，在國泰、紐約診所輪流舉行，迄今陸續召集超過30場研討會。

國泰整形外科在陳明庭以及呂旭彥兩位所奠定的根基上，重建整形與美容整形發展並駕齊驅，並無偏廢。科內在乳癌術後重建、各項美容整形手術、困難傷口治療及口腔癌重建治療成果名列前茅。口碑良好且歷史悠久的醫學美容中心，在2012年結合整形外科與皮膚科，發揮加乘力量，落實了以病人為中心的全人醫療照顧及服務。

蒲啟明期待未來，國泰整形外科能持續深耕學術研究、發展高難度新手術，秉持著師長們給予學生的教誨，繼續培育教學、研究與服務的卓越人才。所謂十年樹木、百年樹人，走過前面的風風雨雨，國泰整形外科，在下半個世紀，也將不忘把最重要的醫者仁心精神以及優良技術傳承下去。

Slide Meeting 的基本精神

1. 自由心證 free to talk。
2. 自由評論，"正""負"均可，沒有惡意，純粹以學術之立場發言。
3. Pick up good topic for future paper presentation，因為有多方的意見，所以出現很多亮點。
4. 用餐方式，是食用便當，邊吃邊談，節省時間。
5. 刺激受訓中的住院醫師，經常去追蹤及整理他們的病人檔案，才有創新的治療概念。

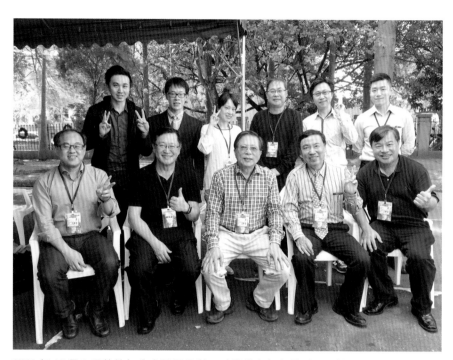

2016 年 12 月 3 日整外年會會場相見歡。（前排左起）蒲啟明、林文正、呂旭彥、丁效曾、劉貴實。（後排左起）謝松育、范姜鈞、顏毓秀、蕭敦恆、龔正良、廖偉捷。

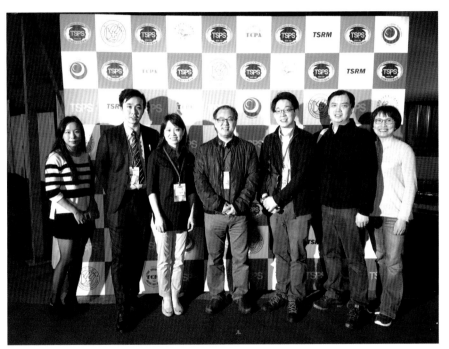

2016 年 12 月 3 日整外年會會場。（左起）秘書李芸蘋、謝松育、顏毓秀、蒲啟明、羅世倫、李柏穎、王惠美。

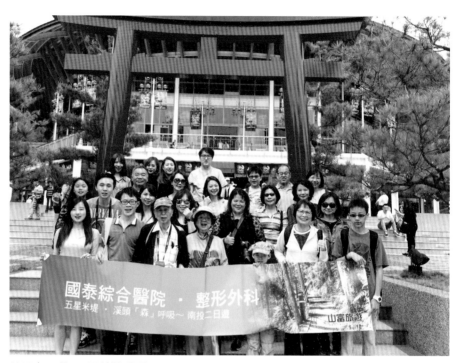

2017 年 4 月 15 日科遊溪頭。

2017 年 9 月 15 日
每週期刊閱讀。蒲
啟明（右）與各級
住院醫師。

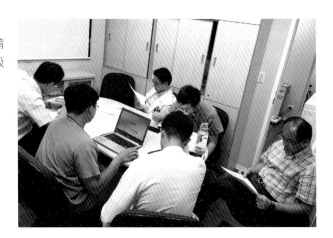

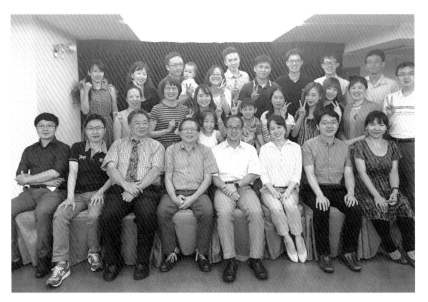

2017 年 9 月 16 日迎新聚會。（前排左起）李建智、龔正良、劉致和、呂旭彥、
蒲啟明、顏毓秀、郭宇正、李璧蓉。（中排右一）李柏穎。（後排左二起）范姜鈞、
羅世倫、曾文楷、謝松育。

◆ 1977 年 2 月 15 日醫院開幕，陳明庭擔任醫務兼外科主任，Fellow 林幸道、許義郎、CR 林佐武、R1 呂旭彥、邱浩遠。

◆ 1978 至 1981 年間國泰 Fellow：蔡國陞、劉鳳明、蔡伯庸、陳式欽、許金龍、楊錦江、林素玲（眼科）。

◆ 1979 年陳明庭轉任臺大醫院，國泰兼任，留任林佐武、邱浩遠、呂旭彥。

◆ 1981 年林佐武轉至北醫附設醫院專任，呂旭彥、邱浩遠升任主治醫師。

◆ 1982 年中華民國整形暨重建外科醫學會成立，

◆ 1983 年起張士人 (1983)、林志和 (1985)、曾鼎昌 (1990)、吳肇權 (1991)、吳瑞星 (1991) 相繼完成訓練。

◆ 1983 年邱浩遠及呂旭彥於紐約 Beth Israel 及 NYU 醫學中心，受教於 Lester Silver 及手外科專家 Posner。

◆ 1984 年呂旭彥發表於美國手外科雜誌 J HAND SURG 9A:805-9, 1984 Evaluation of survival in digital replantation with thermometric monitoring 將再接植後之手指溫度由原先被發現預估攝氏 31 度為存活標準修正為攝氏 32 度，成為全球評估的標準。

◆ 1986 年國泰整形外科成立，由呂旭彥擔任首屆主任。

◆ 1988 年 6 月 12 日國泰美容整形醫學中心於第一分館一樓成立，陳明庭（兼）、林佐武（兼）、呂旭彥（專）、邱浩遠（專）、張士人（專）。

◆ 1992 年呂旭彥、吳肇權發表國內首例 Buttock augmentation, midline incision with prosthesis。

◆ 1994 年呂旭彥、邱浩遠、林文正共同發表手指再接植國泰醫院十年 877 例經驗。

◆ 1994 年 8 月國泰發現以內視鏡檢查有症狀的矽膠隆乳十二例，發現 8 例有滲漏現象，並接著以 MRI 追蹤術後滲漏之案例，醫院補助半數費用。

◆ 1994 年 9 月 3 日台灣美容外科醫學會成立，長庚翁昭仁醫師擔任首屆理事長。

◆ 1996 年 5 月 24 日慶祝 slide meeting 20 週年，假台大 102 講堂擴大舉辦 Slide Meeting，會後於來來飯店游泳池畔餐敘。

◆ 1996 年李鐵國呂旭彥 國內首度實驗證實調整局部麻醉藥酸鹼度用於降低

疼痛達 64% 及發表於 TSPS Journal Vol.5 No.1, Buffered Local Anesthetic in Reducing Injection Pain。

◆ 1996 年 11 月 13 日美容整形中心遷至二分館八樓建置完備之美容整形中心。

◆ 1997 年呂旭彥接任第二屆台灣美容外科醫學會理事長，吳瑞星擔任秘書長，每兩個月舉辦一場學術研討會，並舉辦民眾教育演講，倡導正確美容整形觀念。同年 5 月 17 日邀請法國發明抽脂手術的 Dr. Illouz 舉辦 liposuction workshop 及討論會，5 月 22 日在國泰醫院舉辦記者發表會。

◆ 1998 年 4 月 7 日由陳明庭主持，國泰整外協辦，假君悅飯店外交官套房籌辦 Barsky & Chen Club(簡稱 BC Club) 成立大會。Dr. Lester Silver 專程來台參加並於 4 月 17 日於國泰院外科晨會進行演講。

◆ 1999 年 3 月實施臉部外傷 24 小時服務，整外主治醫師應診於美容整形中心效果良好，一年後因一位民眾陪同市議員記者會批評而停止。

◆ 2000 年呂旭彥發表國內首見乳房縮小手術 120 例之經驗。

◆ 2000 年 2 月陳明庭自臺大退休，8 月返國泰任顧問醫師，主要服務血管瘤病患；2001 年 9 月 19 日於國泰成立血管瘤基金會，並擔任董事長，呂旭彥擔任執行長，每年於北、中、南、東台灣輪流舉辦義診活動，迄今發展出逾三十年之志業；前後發表多篇論文，成為國內治療血管瘤及血管畸型之重鎮。

◆ 2000 年 12 月 BC Club 來來飯店泳池畔聚會並邀王桂良醫師抗衰老演講。

◆ 2001 年呂旭彥發表除毛雷射之長期效果達 85% 至 95% 之論文於 Ann plast Surg 2001:47，另 2003 年長期追蹤之論文報告發表於 TSPS Journal Vol.12 No.1。

◆ 2002 年國泰發表以沿用數年之 Ellipse 光療回春報告－－迄今二十年仍為高 CP 值之療程。

◆ 2003 年 2 月呂旭彥獲部定副教授。6 月申請退休自創紐約整形外科診所。

◆ 2003 年 3 月蒲啟明前往美國杜克大學醫學院附設醫院，追隨整形外科教授 Scott Levin 等，學習顯微手術及乳房重建手術。

◆ 2003 年 5 月因 SARS 侵襲，第二分館八樓美容整形中心暫遷至同館二

樓至 2004 年 11 月 20 日。

◆ 2003 年 7 月吳瑞星接任第二屆主任，戮力於美容整形手術並帶動及提升科內生活品味的活潑氣氛，於 2010 年 6 月卸任；2011 至 2012 年接任台灣美容外科醫學會第九屆理事長，劉致和擔任秘書長。2011 年 6 月申請離職赴民間診所任職。

◆ 2007 年 3 月呂旭彥發表利用 Fern pattern 注射玻尿酸刺激膠原蛋白增生治療法令紋，療效可達三至八年。

◆ 2007 年 5 月 5 日 BC Club 於汐止分院會議廳慶祝 Slide Meeting 30 週年學術活動。

◆ 2010 年 7 月劉致和繼吳瑞星之後接任國泰總院整形外科第三屆主任，並致力於實證醫學及醫療資訊；自 2001 年至 2005 年間運用大數據概念，引用健保資料庫加以分析寫成論文數篇，例如：TSPS J Vol.10 No.4, 2001 由健保資料庫研究台灣 1996 至 2000 年之斷指再植概況。

◆ 2012 年 5 月 BC Club 於台北國泰人壽國際會議廳慶祝 Slide Meeting 35 週年學術活動，國泰林志明院長亦全程參與。

◆ 2012 年 美容整形醫學中心與皮膚美容中心合併為「醫學美容中心」，由蒲啟明接掌主任；接受多年的 ISO 認證及通過醫策會美容醫學品質認證。成立「乳房美形暨重建中心」，每星期一夜間開診。

◆ 2013 年 蒲啟明接任整形外科第四屆主任仍兼醫學美容中心主任。

◆ 2013 年、2017 年、2018 年 李建智、蒲啟明、顏毓秀陸續自台灣大醫解剖學暨細胞生物學研究所獲得博士學位。

◆ 2014 年 8 月 2 日通過新制整形外科專科醫師訓練醫院 RRC（Residency Review Committee，專科醫師訓練計畫認定委員會）試評。

◆ 2015 年 八仙塵爆，蒲啟明帶領醫療團隊，運籌帷幄，全力搶救，轉至本院的 22 位重症病患得以全數痊癒出院。

◆ 2016 年 9 月 Slide Meeting 移師臺大整形外科繼續舉辦。

◆ 2016 年 10/24~25 陳明庭帶領血管瘤團隊前往芝加哥參加「World Congress on Vascular Diseases Medicine Surgeons Summit」報告及分享治療經驗。

◆ 2016 年 11 月、2018/1 蒲啟明率領全科前往花蓮慈濟醫院進行無語良師手術示範教學。

◆ 2017 年 蒲啟明在汐止分院研究中心成立整形外科傷口與幹細胞研究專屬平台，帶領住院醫師致力於脂肪基礎研究及臨床應用。

◆ 2017 年 7 月 BC Club 於臺大兒童醫院慶祝 Slide Meeting 40 週年學術活動。

◆ 2017 年 12 月 國泰醫學美容中心遷至總院本館 5 樓；並於 2018/6/12 慶祝三十周年生日。

◆ 2018 年 6 月起，由蒲啟明主持每月進行一次的脂肪幹細胞文獻研討會。

◆ 陳明庭：1976 至 1979 年擔任醫務兼外科主任，2001 年 8 月專任顧問。

◆ 林佐武：1977 年總醫師，1978 年升任主治醫師，1981 轉北醫附設醫院專任主治醫師。

◆ 呂旭彥：1981 年 7 月升任主治醫師，1986 年 7 月擔任首屆主任，2003 年 7 月轉專任顧問迄今，2004 年 5 月 31 日紐約整形外科診所開幕。

◆ 邱浩遠：1981 年 7 月升任主治醫師，1990 年 8 月轉任成大附設醫院整形外科主任。

◆ 張士人：1983 年 7 月升任主治醫師，1999 年 4 月 30 日改聘兼任轉任中國附設醫院桃園敏盛醫院、開業敦安診所， 2016 年振興醫院整形外科，2017 年輔大醫院整形外科迄今。

◆ 林志和：1981 年 6 月至 1987 年 6 月完成訓練，1989 年 7 月轉任市立忠孝醫院整形外科 屆齡退休。

◆ 曾鼎昌：1988 年 7 月至 1990 年 6 月完成訓練，轉任新竹署立醫院整形外科，開業自名診所。

◆ 吳肇權：1991 年 7 月升任主治醫師，1992 年 7 月轉任台中中國附設醫院整形外科三年、沙鹿童綜合醫院、佳醫美人診所，台中開業采妍整形外科診所。

◆ 吳瑞星：1991 年 7 月升任主治醫師，2003 年 7 月至 2010 年 6 月任總院第二屆主任 2011 年 7 月離職 / 任職愛爾麗漂亮診所。

◆ 林文正：1994 年 7 月升任主治醫師，1995 年 7 月轉任彰基整形外科，2000 年 4 月 30 日台中開業林文正整形外科診所、承林整形外科診所。

◆ 林俊良：1994 年 7 月完成訓練，轉任桃園敏盛醫院，桃園開業彫顏整形外科診所。

◆ 黃耀主：1995 年 8 月升任主治醫師，1998 年 5 月離職，開業瑞倍佳整形外科診所，遊走兩岸致力於微整形。

◆ 丁效曾：1995 年 7 月完成訓練，轉任嘉基整形外科，2007 年 6 月 9 日嘉義開業自名診所。

- ◆ 林志雄：1995 年 7 月專任主治醫師，1996 年 8 月轉任基隆市立醫院，台北東區開業微整形。
- ◆ 羅宗軒：1995 年 12 月至 1996 月 4 月參與住院醫師訓練，離職轉開業。
- ◆ 李鐵國：1996 年 7 月升任主治醫師，2004 年 5 月離職，2004 年 8 月 11 日開業漂亮診所。
- ◆ 羅賢益：1996 年 7 月升任主治醫師，1999 年 12 月離職曾開業，2017 年任署立台東醫院院長。
- ◆ 陳杰峰：1998 年 7 月轉任萬芳醫院，現任整形外科主任。
- ◆ 張孟卿：1999 年 7 月升主治醫師，2004 年 9 月紐約整形外科診所任職，2005 年 7 月 10 日開業麗心整形外科診所。
- ◆ 劉貴實：1999 年 7 月升主治醫師，支援彰基整形外科，同年 10 月離職，中壢開業安娜貝爾整形外科診所。
- ◆ 周宏璋：1999 年 7 月完成訓練，轉任衛生署新竹醫院整形外科至 2011 年 8 月， 2011 年 9 月轉任署立苗栗醫院整形外科及紐約新竹診所。
- ◆ 劉致和：1997 年 8 月任職主治醫師，2005 年 12 月 7 日國泰汐止分院整形外科首屆主任，2010 年 7 月 1 日接任總院第三屆整形外科主任，2013 年 7 月任資訊部副主任迄今。
- ◆ 蒲啟明：2000 年 7 月升任主治醫師，2004 年 1 月自美國杜克大學醫學院附設醫院返台 2007 年 7 月至 2012 年 6 月擔任手術室主任，2012 年 7 月擔任醫學美容中心主任迄今，2013 年 7 月 1 日接任總院第四屆整形外科主任迄今，2017 年 7 月起兼任醫學研究部行政企劃組主任迄今。
- ◆ 李建志：2001 年 8 月升任主治醫師，2003 年 1 月 23 日離職，兼任曹賜斌整形外科診所迄今，2004 年 4 月至 2015 年 5 月任職紐約整形外科診所副院長。
- ◆ 蕭敦恆：2001 年 7 月完成訓練，轉任彰基整形外科 2005 年 7 月 4 日開業紐約台中整形外科診所。

- 龔正良：2002 年 7 月升任主治醫師並接任新竹分院第一屆整形外科主任迄今。
- 李建智：2003 年 9 月升任主治醫師，2005 年 6 月轉任署立台北醫院，2011 年 8 月國泰專任主治醫師兼燒傷中心主任。
- 顏仲毅：2004 年 9 月升任主治醫師，2010 年 7 月接任汐止分院第二屆整形外科主任，2012 年 12 月離職，仍兼任汐止整形外科迄今。
- 楊奕志：2005 年 7 月升任主治醫師，2008 年 5 月離職，2008 年 8 月開業微風整形外科診所。
- 黃繼增：2006 年 9 月升任主治醫師，2008 年 8 月燒傷病房主任，2011 年 9 月離職任職妮可美麗診所副院長，轉任光澤醫美診所，2016 年 3 月開業增美整形外科診所。
- 顏毓秀：2007 年 7 月升任主治醫師，任職新竹分院整形外科，2014 年 3 月調任總院整形外科主治醫師並兼教學計劃主持人，2015 年 8 月接任汐止分院第四屆整形外科主任迄今。
- 劉明孝：2008 年 7 月完成訓練，任職萬芳醫院整形外科，現任妮可美麗整形外科診所旗艦店院長。
- 郭炳成：2009 年 7 月升任主治醫師，任職汐止分院整形外科，2011 年 7 月離職，任職愛爾麗。
- 鐘一傑：2010 年 7 月完成訓練，任職雙和醫院整形外科，2013 年轉任愛爾麗。
- 陸尊惠：2011 年 7 月完成訓練，任職愛爾麗。
- 袁聖哲：2012 年 9 月完成訓練，任職愛爾麗。
- 郭宇正：2013 年 7 月升任主治醫師，任職汐止分院整形外科迄今。
- 陳建璋：2013 年 7 月由臺大轉任主治醫師，2013 年 9 月接任汐止分院第三屆整形外科主任，2015 年 7 月離職任職診所。
- 李璧蓉：2013 年 10 月由成大轉任主治醫師迄今。
- 王君瑜：2014 年 7 月任職新竹分院整形外科，2014 年 10 月離職任職米蘭診所。

◆ 林莉穎：2015 年 8 月完成訓練 轉開業診所。
◆ 李柏穎：201 年 8 月升任主治醫師，支援新竹分院整形外科 1 年，任台
　　　　　北總院整形外科主治醫師迄今。
◆ 黃重崴：2017 年 8 月升任主治醫師，任職新竹分院整形外科主治醫師迄
　　　　　今。
◆ 羅世倫：2018 年 8 月升任主治醫師。

兼任主治醫師
◆ 林幸道 1977 年由高醫前來 Fellow 進修
◆ 許義郎 1977 年 由海總前來 Fellow 進修
◆ 蔡國陞由台中前來 Fellow 進修
◆ 劉鳳明由耕莘醫院前來 Fellow 進修
◆ 蔡伯庸由和平醫院前來 Fellow 進修
◆ 陳式欽由署北前來 Fellow 進修
◆ 許金龍由台中前來 Fellow 進修
◆ 楊錦江由高醫前來 Fellow 進修
◆ 李治華 1990 年 11 月至 1993 年 9 月美容整形中心兼任
◆ 簡雄飛 1992 年 1 月至 1993 年 2 月美容整形中心兼任
◆ 楊永健 1996 年 5 月美容整形中心兼任
◆ 顏江龍 1996 年 7 月美容整形中心兼任
◆ 張忠強 1996 年 10 月美容整形中心兼任
◆ 洪學義 1996 年 11 月美容整形中心兼任
◆ 湯月碧 1998 年 7 月美容整形中心兼任

2016 年全科合影，（第一排左起）陳俊嘉、劉澄、林聿山、孫宗伯、邱浩遠、黃國峯、
楊振、葉敬純。

奇美歷屆整形外科主任
楊　振：1987 -2008
黃國峯：2008- 迄今

南台灣醫療重鎮 府城居民的安心守護

　　放眼濁水溪以南，只有五家醫學中心，奇美醫院可說是備受當地居民重視。奇美前身為逢甲醫院，1985 年逢甲因擴充速度過快，導致營運困難，因此尋求奇美集團合作。奇美董事長有感於台南地區醫療資源匱乏，民眾北上就醫易耽誤病情，多年前就有蓋醫院服務鄉里的計畫，於是 1987 年奇美集團開始參與逢甲醫院的經營，同年奇美整形外科成立，目前編制為邱浩遠副院長、黃國峯主任、楊振顧問醫師等人帶領整外團隊，提供包括創傷肢體整形重建（含手外科）、先天性畸形、燒燙傷重建、頭頸部腫瘤手術、顱顏手術、乳房重建、一般整形重建及美容手術等。

　　奇美醫院以急診服務為主，光是斷指每年就有 50 至 70 例，也因此奇美的醫師每科都要參與且擅長多個項目，以利第一時間做出正確判斷，搶救患者性命，如 2016 年的高雄美濃地震造成維冠大樓倒塌時，死亡人數高達 115 人，受傷人數 96 人，其中有二分之一的傷患即送至奇美就醫。近年奇美整形外科特別與台南市政府社會局、學校合作，針對弱勢者舉辦另類的「除刺青」義診，讓決心悔過卻擔心被貼標籤的青少年有一個重新來過的機會。

台南整外發展始祖 奇美整形外科發展重要推手楊振

　　楊振出身於海軍總醫院，1981 至 1984 年在台北長庚接受整形外科專科訓練，1984 至 1987 年回到海軍醫院擔任整形外科主任。

1987 至 2008 年期間，逾 20 年，他一手導入海軍醫院的燒傷中心制度，並且建立奇美整形外科住院醫師的訓練制度，為奇美爭取到一名訓練名額，對醫院整形外科的運作幫助甚大。

楊振原先在海軍總醫院服務，後來到林口長庚進修整形外科三年，跟過羅慧夫、蔡裕銓、魏福全、陳昱瑞、陳宏基等醫師。他特別感謝陳宏基當時對於年輕醫師的照顧，當碰上縫血管這種困難手術時，陳宏基總說，沒關係你就縫，失敗了我負責。正是因為有長庚老師們的放手與信任，培養出他的手術技巧。1987 年，他結束在海軍總醫院服務的任期後，在老師的推薦下來到當時的逢甲醫院，如今的奇美醫院擔任整形外科主任。

楊振在林口長庚受訓的期間，日子非常忙碌密集，還曾經在醫院住了太久，連颱風來去的消息都不曉得。他初到奇美時，成大尚未開始發展，楊振可謂台南第一個正統的整形外科醫師。當時奇美醫院還在起步階段，總共只有四床病床，護理師甚至拜託他中午午休時間不要排刀，對比北部的繁忙情況，讓他一時之間相當不習慣。

不久後，他網羅了海軍總醫院的牛柯琪。海總以搭配高壓氧燒燙傷治療而聞名。牛柯琪畢業於國防醫學院醫學系，曾赴美國紐約州立大學水牛城分校取得高壓氧生理學博士學歷，是全台灣高壓氧治療研究的翹楚。靠著高壓氧的協助，在包含糖尿病之足部潰瘍、慢性皮膚潰傷等症狀的傷口照護上，能夠加速皮膚生長，提升治療效果。楊振肯定奇美如今能夠成為台南民眾備受信賴的醫院，都是靠先進的醫學及醫師默默的付出與貢獻。

就如楊振堅信的「人來了，事情就來了」。他曾經遇過高中女生

額頭上的大片黑斑上有多道的疤痕，原來是因為她自己厭惡那些黑斑，而拿刀割自己的臉所造成的，也曾見過背上都是神經纖維瘤的患，因為太大而組織出血又無法洗澡，只好手術的案例。諸如此類各種疑難病症，楊振都一一解決，使病患不必四處奔波。隨著工作量逐漸增加，楊振一個人擔負起教學、臨床的工作，一到專科評鑑時，往往分身乏術。所幸 1990 年方嘉良、1994 年許文明、1999 年黃國峯陸續加入奇美醫院，終於逐漸補齊團隊的陣容。

楊振在奇美努力建立制度，甚至在訓練制度中規劃協助總醫師準備專科醫師考試。同時招收專科助理，協助整形外科科系運作的更完整。楊振極為高興邱浩遠、黃國峯加入奇美，因為他們不只具備教職的身份，豐富的經驗更能充實奇美的教學陣容。

楊振擔任奇美整形外科主任多年，在 60 歲時毅然退休，如今僅在奇美保留部分門診時段，示範較為困難的手術案例。他的做法來自羅慧夫教導的觀念。

「我認為時間到了，就該讓年輕醫師有發揮的空間。將機會分給年輕醫師，讓一代比一代強，這才是資深醫師真正的責任。」

奇美前整形外科主任 楊振

黃國峯 帶領奇美繼續發展

黃國峯 1991 年於臺大畢業，到臺大醫院擔任住院醫師，是陳明庭教授晚期的弟子。黃國峯分享，由於陳明庭曾在美國受過專業的訓

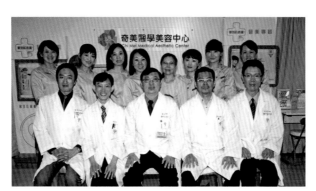

2009 年醫美中心成立。（第一排左起）葉敬淳、林聿山、
黃國峯、陳俊嘉、顏伯璁。

練，因此在專業上對於學生非常嚴格，但私底下與學生關係都相當
好，時常會與學生一起去游泳。1999 年離開臺大後，他抱著服務故
鄉的心情回到台南奇美，當時他是第五位主治醫師，是最資淺的醫
師。

　　黃國峯見證奇美醫院由小規模逐漸擴大為如今樣貌。2000 年時奇
美曾邀請陳明庭來此進行關於血管瘤的演講，陳明庭在結束後經過
黃國峯的門診，不禁驚訝於南部醫院有如此大規模的門診，相當讚
許奇美團隊的奮發精神。

　　「整形外科應當要更加重視醫美，因為現代人追求外貌美觀的風
氣越來越興盛，許多非整形外科專科醫師也爭相介入醫美，這不僅
不符合專科醫師證照的精神，也有損患者的權利。」

奇美整形外科主任　黃國峯

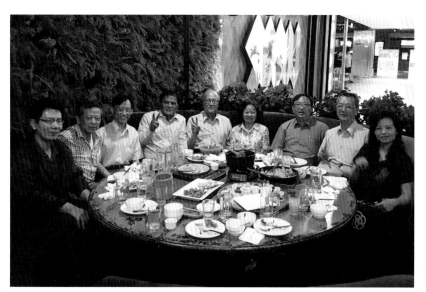

2017 年整形外科科內聚餐。（左起）顏伯璁、楊振、林聿山、李建勳、邱浩遠、
邱教授夫人、黃國峯、孫宗伯、孫宗伯夫人。

　　黃國峯特別認為，整外醫學會應該要更注重醫師教育，積極向衛
福部爭取訓練醫師的名額。如今全國平均每年有 1300 位醫學畢業
生，但只能訓練 26 位住院醫師，極可能限制對本科及此領域懷有熱
忱學子的發展。

　　楊振秉持著老師的精神，放手讓後輩發展，如今奇美整形外科的
發展已穩定，他極為肯定也看好整形外科的發展。而黃國峯相信，
整形外科絕對是一個在未來無可限量的科別，他期許整外的訓練能
夠形成一個良性的循環，鼓勵更多年輕醫師投入、發展。

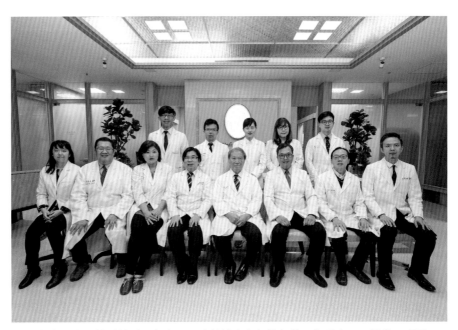

2018 年中國附醫整形外科醫師合照。（前排左起）許韶芸、施秉庚、呂佾欣、張長正、陳宏基、李宗勳、陳信翰、黃宗君。（後排左起）吳卓翰、黃循敬、羅琪、廖力穎、劉恩偉。

中國附醫歷屆主任
翁昭仁：1997-1998
張立言：1998-2003
鄭紹隆：2003-2004
張家寧：2004-2014
許永昌：2014-2017
李宗勳：2017-2019
李建智：2019- 迄今

中國附醫國際氛圍 吸引人才匯聚

　　中國醫藥大學附設醫院整形外科於 1987 年正式成立，1994 年將整形外科獨立分科，在頭頸部腫瘤切除後重建、顏面外傷、手外傷、燒燙傷、各種慢性傷口的治療，皆有優異的成績。自 2014 年至 2015 年，顯微皮瓣重建手術每年約 350 例，成功率高達 97% 以上，直到 2016 年更有近四百例，成功率也達到 98.7%。在顱顏手術方面，每年都有 200 例以上之顏面骨折手術治療。未來展望致力於乳房重建門診、先天畸形血管瘤，困難重建個案之轉介服務，以及提供優質的美容醫學外科服務。

　　中國附醫歷年來共有 50 幾位分別來自世界各地的外籍醫師與國際醫療中心的成員，一起學習顯微手術、淋巴水腫手術等各項技術。醫師年齡老中青都有，涵蓋各個世代，醫療團隊組成相當多元。國際化的環境吸引許多醫師受訓回來後繼續於此服務，國內也有不少認同理念而慕名前來的醫者先後加入，如長庚的陳宏基教授、張家寧教授、張長正主任，以及義大醫院的李宗勳主任等人。

草創不易 翁昭仁南下支援

　　1980 年，中國附醫的首任整形外科主任由翁昭仁擔任，翁昭仁原先於林口長庚擔任美容外科主任，在中國附醫蔡長海董事長的力邀下，決定南下台中。當時中國附醫只有趙文琪跟楊國輝兩位整形外

科醫師。翁昭仁在台中的一年期間，他充分發揮，夜以繼日地完成美容中心的基礎建置。後來因為家庭因素不得不回到台北，

翁昭仁回到長庚後，繼續投身美容整形外科的發展。1995 年在日本創辦的亞洲東方美容醫學會，希望能在台灣辦美容外科研討會。當時為了要準備活動，台灣美容外科醫學會希望由長庚醫院安排規劃，在陳昱瑞的推薦下，由翁昭仁擔任台灣東方美容醫學會的秘書長，出席代表開會，順利在台灣完成首次由亞洲東方美容醫學會舉辦的跨國研討會活動，與國際的整形美容外科醫師建立關聯。

高難度手術第一好手
帶領中國附醫成為中部指標性的皮瓣救援中心

翁昭仁在離開前找了張立言來接替他的責任，張立言不負所望，逐步擴大醫院規模。1997 年將整形外科與美容外科做分流，除了成立美容醫學中心，在先天畸形矯治、臉部外傷或顏面骨折、頭頸部腫瘤、嚴重外傷與燒燙傷、顯微手術等方面也有傑出成績。1999 年 8 月 18 日成立燒傷中心，由張立言擔任主任。

張立言認為中國附醫成立燒傷中心對中部來說相當重要。因為當時中部只有台中榮總才有燒傷中心。然而燒傷中心需要團隊工作，內外科醫師都必須參與急救，對於醫院來說，是很高額的支出成本，因此要能成立殊為不易。沒想到這燒燙傷中心剛落成，立刻派上用場，同年的 9 月 21 日，中部發生極為嚴重的 921 大地震意外。

張立言回憶，地震後引發全面性的火災與停電，眼看搶救大量病

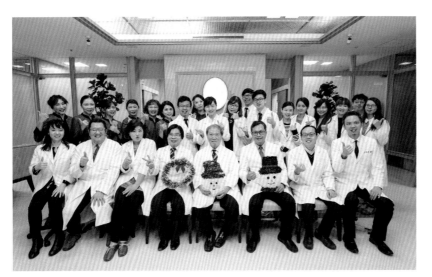

聖誕節時科內的大合照。

患需要用的呼吸器蓄電器電量已經不足，只能用手按壓充電，當時送進來的病患都極為嚴重，有的一進來就要插管。還有大面積傷口、抽痰等問題要處理。所幸庫房備有充足的敷料，否則實在難以想像該如何度過前六十個小時最關鍵的危急時刻。在醫院中，所有的加護病房都有空氣調節溫度，空間固定在室溫。只有燒傷中心為了避免散熱，病房溫度本來就高，斷電後空調系統失去運作，病房更是瞬間成為一台悶熱的大烤箱。張立言猶記當時和吳肇毅與劉銘偉等醫師共同奮戰，大夥忙得焦頭爛額的同時還得趕緊去搬運冰塊以降低燒傷中心的溫度，同時還要將一部分冰塊放到醫師身上，避免救人的醫師反而因此先熱休克。

2003 年至 2004 年，由林口長庚顯微手術中心出身的鄭紹隆擔任

第三屆主任；2004 年至 2014 年，由林口長庚顧顏專科張家寧教授擔任第四屆主任。張家寧原是基隆長庚的整形外科主任，同一時期，吳肇毅也榮任美容中心主任。在張家寧的帶領下，中國附醫於 2009 年獲得整外醫學會的專科醫師醫師訓練名額。張家寧在任期內從副教授升等為教授，是中國附醫的首位整形外科教授。

2010 年，陳宏基院長加入。陳宏基早在 2001 年就曾任林口長庚整形外科主任，也是義大醫院的創院院長。2014 年張家寧教授榮任北京清華長庚外科部部主任，許永昌接任主任，同年，傷口醫學中心成立，李忠勳接任主任。2016 年 3 月，嘉義長庚的整形外科主任張長正被邀請來中國附醫接任美容中心主任，並與中區的陽光基金會合作，共同致力發展血管瘤的醫療研究。

台灣整形外科根源於外國，陳宏基感嘆台灣整形外科能有如今的成就，是由前人努力累積下來的果實，但當初不計獲利的精神至今已漸漸萎縮。陳宏基期盼身負訓練責任的專科訓練中心能彼此團結，共同鼓勵年輕學子們懷有博愛濟眾的精神，為台灣整形外科共盡一份心力。

高難度手術第一好手
帶領中國附醫成為中部指標性的皮瓣救援中心

陳宏基對高難度的顯微重建醫療有莫大貢獻，擅長以自體腸道重建咽喉、大腸重建陰道、盲腸重建子宮頸、多器官（食道、輸尿管和尿道）的重建、及淋巴組織重建等顯微手術，這些傑出成就使他

在 2012 年獲得行政院傑出科技貢獻獎、2014 年獲得 SNQ 金獎、2016 年榮獲 Discovery 頻道報導為 Medical Elite、2017 年獲得國際醫療典範獎，並受哈佛大學之邀，以腸道移植進行各種重建專題演講，並訓練多位外籍醫師，學生遍布全球。

除了手術技巧精湛外，陳宏基對病人也不乏關心，在醫師群中有「開刀房的 7-11」稱號，時常從早上 7 點開始執刀到晚上 11 點，他自己則笑稱有時甚至日夜顛倒，變成「11-7」從晚上 11 點到早上 7 點，真的是 24 小時全年無休的服務。

> 「我們自己期許中國附醫成為中部的『皮瓣救援中心』，中區皮瓣有任何問題都可以來找我。皮瓣手術容易有併發症，如果沒有仔細的重新評估與再次重建，很有可能出現難以挽回的情況。」
>
> 中國附醫國際醫療中心院長　陳宏基

在結束每一場手術後，陳宏基總會留下病人的照片跟手寫開刀紀錄，至今已經累積了 35 年的病人紀錄，每一台的開刀紀錄都由他親自撰寫，記錄下重要事項，以便隨時回顧複習與傳承。

展望未來　新世代醫師開拓

張長正現為中國附醫美容醫學中心的主任，他在長庚醫院時期，對顯微重建、口腔癌及頭部腫瘤、乳房重建和糖尿病等疾病造成的慢性傷口上已有一番成就。張長正在美容中心，結合其在交通大學

光電學院進修的雷射專長，發展具醫學中心特色的光電醫學，處理胎記血管瘤等問題，並配合團隊執行許多艱難的大型美容整形手術，不僅只迎接美麗，也為先天有缺陷的病患打造第二人生。

「整形外科醫師需要具備如鷹般快狠準的外科特性，判斷精準，同時也需具備綿羊般的溫柔，懂得患者的痛與苦。患者康復的笑容便是整形外科醫師們最好的回報，也是我覺得待在大型醫院所能獲得的一大成就感與使命感。」

中國附醫 整形外科美容中心主任 張長正

中國附醫整形外科在公益醫療上也不落人後，2015 年到印度，在四天內為 42 名四肢畸形患者執行矯正手術，特別的是，中國附醫的音樂家不只為病患舉辦音樂會，更安排了兩場音樂教學課程。這是第一次出國義診時，將醫療手術結合音樂交流，期待能更全面性的關懷病患的身心靈健康。如今在印度也有中國附醫培訓的整形外科醫師，將於術後繼續照顧這些病人，並提供復健服務。

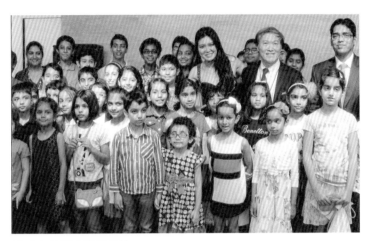

2015 年赴印度進行義診。

【附錄】◆　中國附醫歷年訓練之整外專科醫師

101 年：陳信翰　醫師
102 年：鄭旭棠　醫師
103 年：劉家瑋　醫師
104 年：施秉庚　醫師
105 年：楊舒均　醫師
106 年：黃宗君　醫師
107 年：許韶芸　醫師

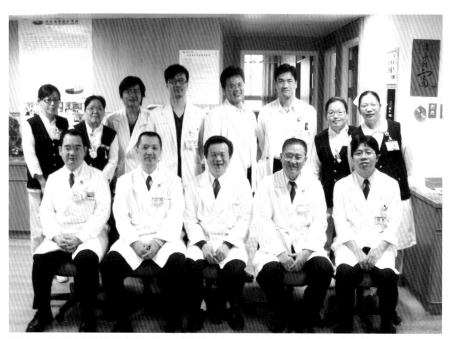

2009 年慈濟整形外科團體拍照，（前排左起）王健興、孫宗伯、李俊達、鄭立福、吳孟熹。

慈濟歷屆主任
林佐武：1986-1988（兼任）
簡守信：1988-2000
李俊達：2000- 迄今

好山好水 東部第一整形外科醫院成立

1979 年證嚴法師在東台灣見到許多因醫療資源不足而發生的遺憾，抱持著慈悲的信念，發願為台灣東部民眾籌建醫院，提昇東部醫療水平。經過漫漫七年的籌備建院時光，1986 年，證嚴法師凝聚眾人愛的力量，正式成立花蓮佛教慈濟綜合醫院，開啟「守護生命守護愛」之慈濟醫療志業新里程。

慈濟整形外科一開始是由臺大醫院的林佐武兼任。直到 1988 年簡守信來到花蓮後才正式成立整形外科，在任期間奠定整形外科各項制度基礎，積極推動各項臨床治療與手術；並兼顧教學與研究的各項活動，使花蓮慈濟醫院於 1994 年通過整形外科專科醫師訓練醫院的評鑑。

慈濟整形外科作為台灣東部第一個成立的整形外科，扮演守衛台灣東部醫療的重要角色。1994 年 3 月成立燒燙傷加護病房，免除燒燙傷病患需轉送西部之不便。在 1999 年的立榮航空班機在降落花蓮機場後，因乘客行李意外引起爆炸，造成 1 人死亡，28 人輕重傷。事發當時，簡守信與他的學生李俊達都在醫院現場，立刻對醫護人員下達明確的指示與調動。至今花蓮慈濟醫院為預防重大燒傷和意外，仍保留 4 床燒燙傷病床，以隨時進行緊急救治。在這裡病患的特色是頭頸部癌症手術後的重建，每年大約 90~120 例顯微游離皮瓣手術；另外包括糖尿病足部潰瘍、骨隨炎、壞死性筋膜炎、褥瘡、慢性傷口的治療，大約佔 50%；此外創傷佔 15%，包括燒燙傷、顏

面外傷、顏面骨折(每年約 40~50 例)、上下肢外傷： 另外美容手術大約 10%，先天性的疾病則相對少見。

慈濟基金會是全球化的慈善事業，相當注重醫療國際化。義診團隊曾多次到印尼等國家治療兔唇的病患，同時「國際慈濟人醫會」全球的師兄、師姐在國外見到困難的整形外科病案，也會轉介回台灣慈濟治療。包含共有三對來自菲律賓連體嬰的個案接受了成功的分割治療，迎向嶄新的人生。另外嚴重淋巴水腫痼疾，自 2004 年至 2016 年共有 7 位國際個案來院接受治療，其他如顱顏畸形等不勝枚舉。慈濟整形外科的偏鄉醫療服務，不僅造福東部民眾，更觸及世界各地。

簡守信醫師大愛精神　傳播醫療知識不遺餘力

第一屆主任簡守信，在臺大完成住院醫師訓練，他回憶起過往求學都是在台北，因緣際會來到花蓮後，看到東部民眾的各種需要，更使他深切感受到醫療資源對於偏遠地區民眾的珍稀，也促使他開啟國內外的各項義診服務。其中他觀察到，花東地區吃檳榔的人口眾多，得到口腔癌的機率高，更加深了他立志提升民眾醫療知識教育的決心。他在花東地區有許多第一的創舉，包括 1989 年 4 月首例顯微皮瓣手術，成功重建一位嚴重灼傷病人的下巴。當年 10 月則引進迷你鋼板治療下頜骨骨折，減少顏面骨折病人因為長期上下牙齒固定所引起的不便。1990 年 4 月應用顯微皮瓣手術作為口腔癌切除後口腔組織缺損重建，大大的提升了病人的生活品質。隔年 11 月應

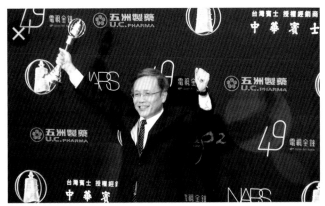

2014 年簡守信主持的電視台節目「大愛醫生館」，獲得金鐘獎肯定。

用顯微皮瓣手術成功治療糖尿病病人合併嚴重足部感染，挽救病人免於截肢。

簡守信是證嚴上人與陳明庭最得意的弟子之一，身兼學術與品性的優良傳承。他靠著大量的閱讀與聰穎的智慧，不僅上通天文，下通地理。平日除了門診外，另在大愛電視台主持「大愛醫生館」節目多年，已頗有名氣，希望藉由媒體力量傳達正確醫療觀念。主持醫療節目除了要具備豐富的醫學專業基礎外，更重要的是能以深入淺出的方式表達艱澀的醫療專業知識，使老人家也能容易了解保健資訊。

簡守信的努力使「大愛醫生館」不僅榮獲金鐘獎的肯定，也在正

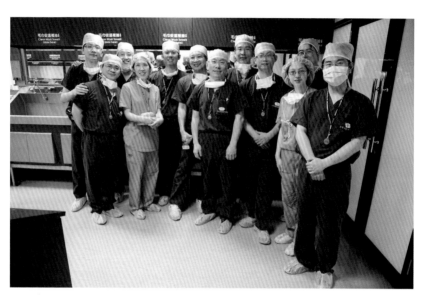

2011 年大體模擬手術合照。

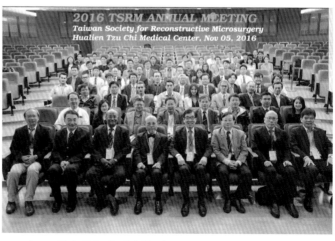

2016 年 11 月台灣顯微重建外科醫學會在莊垂慶理事長、林有德
祕書長及魏福全院士帶領下在花蓮舉辦年會。

確知識的宣傳下，減少偏鄉地區因迷信而造成破財傷身與延誤病情的狀況。他將上人的理念充分執行，他的學生兼同儕李俊達以「臉上有佛光」形容其扶傾濟弱的善心，充分展現身為醫者的人道關懷。2000年簡守信被調派至大林慈濟醫院擔任副院長，將主任一職傳承給李俊達。簡守信於2008年升任大林慈濟醫院院長，並於2012年轉任台中慈濟醫院院長。

李俊達　發願傳承濟世救人精神

「我在臺大外科做住院醫師的時候，輪派到花蓮慈濟支援。我對花蓮留下山明水秀、世外桃源的印象，也對慈濟濟世救人的理念感到嚮往，因此在完成住院醫師訓練隔年，1993年即來到花蓮的慈濟醫院。」

慈濟醫院整形外科主任　李俊達

花東地區有許多慢性的下肢潰瘍、頑固的骨髓炎、糖尿病足部潰瘍，周邊血管阻塞及頭頸部癌症病患手術後，放射線治療造成的放射性骨壞死等等，針對這些難癒的傷口。在李俊達的帶領下，慈濟整形外科於2002年3月成立高壓氧治療中心。

李俊達鼓勵醫院發展大體模擬手術，讓醫師們可以透過模擬訓練、精熟技術，避免執行手術時出錯。後來為拓展本科新醫療技術，更與其他醫學中心合作，包含高醫、長庚、臺大的整形外科都曾一起參與大體模擬手術，期待透過「無語良師」讓醫術再精進，造福更

為了造福血管瘤個案，血管瘤基金會陳明庭教授、呂旭彥教授帶領台大戴浩志主任、國泰劉致和主任、蒲啟明主任、李建智醫師等，自2002年起共5次遠到花蓮慈濟醫院，辦理花東地區血管瘤義診，讓患者活出自信的人生。

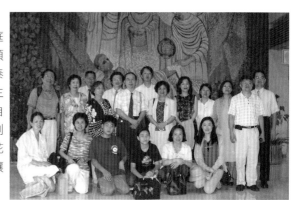

多病患。

　　為了擴大大體模擬手術的參與，2016年11月台灣整形外科醫學會第一次由馬旭理事長及彭成康秘書長率領會員到院進行模擬手術。2018年1月整外醫學會第二次在陳建宗理事長及林有德秘書長領導下再度舉辦模擬手術。

　　除鼓勵模擬訓練外，李俊達在發展腓腸肌切除術與糖尿病足部病變的重建上也有所成就，於2002年7月成立美容暨雷射醫學中心。現代生活品質越來越好，女性也越發追求美貌的外觀，欲擁有一雙纖細的美腿。相較於傳統的抽脂手術或阻斷肌肉神經迫使腿肌肉自然萎縮，腓腸肌切除術以內視鏡切除腓腸肌，使腿部纖細化的效果更為迅速、顯著且持久，且幾乎沒有後遺症。不過，如果女生本身小腿已經很瘦，李俊達並不鼓勵這種手術，除非病患因外觀而嚴重

影響到心理，他們才會介入協助。這是以全方位的身心健全角度來看待病患。截至目前共有約 660 位個案接受這一項手術，其中國外個案就有 100 例，包括來自香港、澳門、大陸、馬來西亞、加拿大、巴西、美國等。另外李醫師也獨創「超級微創靜脈曲張手術」成功的治療了 200 多位病患。

東部醫療明燈　照耀花東海岸線

隨著時代進步，工業經濟起飛，以前有蘇花公路，現有北迴鐵路與普悠瑪，從花蓮往台北似乎不再如以往艱困。然而一旦遇上重大傷亡需要立即救治，生命的流逝往往禁不起兩小時的延宕，再者有些需要頻繁回診的疾病，來回奔波也相當消耗病患的體力。因此花蓮慈濟整形外科在治療口腔癌、糖尿病、顏面外傷、燒燙傷等病症治療上，對於東部的民眾，仍扮演著不可或缺的重要地位。

慈濟關懷、尊重生命的精神，在每一位願意為花東地區付出貢獻的醫師身上閃耀，這些醫師，以愛為動能，持續點亮這座醫療明燈，使花蓮慈濟有如東部海岸線上最璀璨的一座明燈，持續照耀花東縱谷的萬千性命。

主治醫師

◆ 林佐武：1986-1988（兼任）

◆ 簡守信（臺大訓練）：於 1988 年到職；2000 年離職

◆ 李俊達（臺大訓練）：於 1993 年 6 月 16 日到職

◆ 鄭立福（三總訓練）：於 1995 年 8 月 1 日到職

◆ 孫宗伯（臺大訓練）：於 1997 年 7 年 1 日到職；101 年 10 月離職

◆ 王健興（臺大訓練）：於 2002 年 7 月到職

◆ 吳孟熹（慈濟訓練）：於 2003 年 5 月 1 日到職，2009 年 11 月通過專科
醫師考試晉升主治醫師

◆ 兼任主治醫師：陳明庭教授

◆ 聘請（無酬）陳明庭教授擔任兼任主治醫師，遇有疑難雜症可隨時向教
授請教

花蓮慈濟醫院整形外科歷屆住院醫師

◆ 蕭崇聖 （三年制）1994 ～ 1997

◆ 邱智弘 （三年制）2002 ～ 2005

◆ 林志明 （三年制）2002 ～ 2005

◆ 張博全 （三年制）2003 ～ 2006

◆ 許宏達 （三年制）2004 ～ 2007

◆ 黃裕智 （三年制）2005 ～ 2008

◆ 吳孟熹 （三年制）2006 ～ 2009

◆ 楊超智 （三年制）2007 ～ 2010

◆ 洪惠鯤 （三年制）2008 ～ 2011

◆ 蘇瑋智 （三年制）2009 ～ 2012

◆ 王樹偉 （三年制）2010 ～ 2013

◆ 林仲樵 （三年制）2011 ～ 2014

◆ 樑高議 （三年制）2012 ～ 2015

◆ 呂明川 （三年制）2013 ～ 2016

◆ 康舒慈 （三年制）2014 ～ 2017

◆ 翁日升 （三年制）2015 ～ 2018

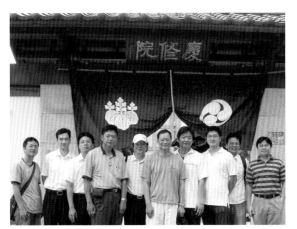

簡守信醫師。

與賴春生教授在花蓮縣吉安鄉的慶修院。

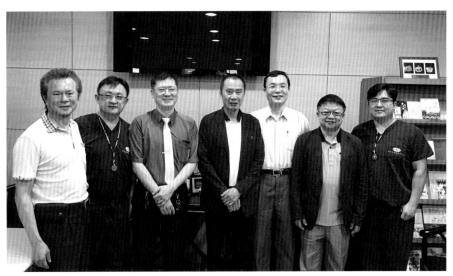

2016 年高醫、臺大、成大模擬手術。

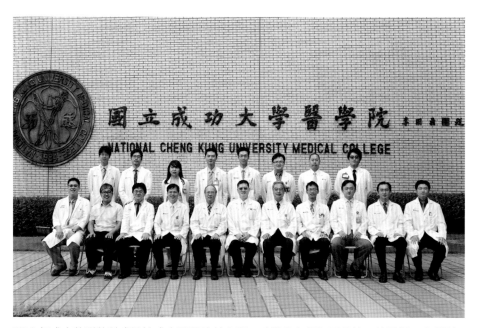

2012 年成大整形外科成員於成大醫學院前合影。（前排左起）周鼎茂、莊昆霖、李曜洲、謝式洲、邱浩遠、李經維、陳琮琳、潘信誠、何建良、郭耀隆、薛元毓、（後排左起）張子彥、王仁鐸、李碧蓉、陳威臣、陳坤翰、林祐丞、洪國書、李京軒。

成大歷屆主任
簡雄飛：1988-1990
邱浩遠：1990-2002
李經維：2002-2016
謝式洲：2016- 迄今

成大傳統　踏實、合作的水牛精神

成大人具有台灣早年獨有的水牛精神，不花俏、守分又務實，既守得住孤寂也能展現合作情誼，因而時常與臺大並列，成為企業最愛雇用的大學生。成大整形外科歷屆以來的主任為邱浩遠、李經維及謝式洲。其中邱浩遠在成大待了十年、李經維也在成大服務超過三十年，兩人發揮所長、辛勤耕耘，使成大整形外科的發展卓然有成。

水牛群之首邱浩遠　孜孜不倦型學者

1988 年成大初創時，醫院規劃的規模甚大，當時的外科部主任親至台北延攬資深的醫師。那時候的邱浩遠已經在國泰醫院當了十年的主治醫師，他與呂旭彥身為國泰同門師兄弟，兩人共同打拼顯微手術，共創超過 800 例斷指再接的成果，再加上他曾經在成大擔任講師，基於這樣的機緣，邱浩遠因此成為成大名單上的重要人選之一。

邱浩遠對醫學研究和教學具有濃厚興趣，在國泰醫院服務期間曾發表多篇論文，另外他也透過補助經費出國進修，取得東京大學外科醫學博士學位。當時全台的學術機構中僅有臺大、成大有附設醫院，因此在得知此機會後，他毅然決然來到成大，同時也開啟了台南地區整形外科發展的契機。

1990 年邱浩遠進入成大，身為創科主任，第一批住院醫師的訓練計畫，幾乎由他一手擬定，雖然起初連同他只有兩位整形外科醫師（邱浩遠醫師與李經維醫師）一起來到南部，不過在這段期間，他們共同訓練逾四十位的整形外科醫師，當年這批受訓的整形外科醫師，目前早已在台南各大小醫院開枝散葉，例如新樓醫院本院和分院、安南醫院、市立台南醫院等醫院，如今頗有知名度的姚碧春及游瑞欽醫師，正是這些後起之秀中的代表範例。邱浩遠在成大醫院期間建立醫院的許多制度，後來前往奇美醫院擔任副院長，對南台

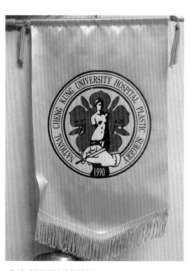

成大整形外科科旗。

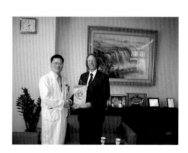

2002 年 9 月 10 日美國燒傷學會理事長Micheal Peck來訪合影。

灣的整形外科醫療貢獻良多。

　　成大整形外科相當重視團隊上下一心的氣氛與共同合作的精神，像是會在住院醫師六年的訓練期滿時頒發「科旗」，以凝聚科內的向心力，讓學生在未來執業時能與「同門師兄弟」相認：有時出國交流時，校方也會贈送對方科旗，代表成大整形外科。成大整形外科的科旗設計以圓圈為底，有一位希臘神話的中代表愛與美的女神維納斯站立在石頭上，石頭下方有著一把手術刀和成大整形外科創始年 1990 年的字樣，象徵一次次的手術都是在整形外科醫師的巧手下綻放出動人的美麗藝術。時至如今，科旗已有了第二代的設計。

　　邱浩遠的專長以「手外科」為主，主要研究斷指接復後的功能復原。並與成大醫工所合作調查手部的活動度，以六台攝影機精密觀察並測量手活動的空間範圍。有趣的是，儘管同樣專注在手外科專業，和同為手外科專業的蔡智民醫師相比，因為訓練背景不同，注重的構造也有所不同。蔡智民較注重手的骨架和骨骼，邱浩遠則重視手的功能復原程度及活動範圍。成大整形外科的強項在軟部組織和皮膚、皮下脂肪、肌腱神經等方面，另外也重視手部的「感覺恢復」，例如人拿紙杯和玻璃杯的觸覺不同，所使用的力道不同，關節的負擔自然也有別。

　　手外科與一般手術不同的是，手外科的手術案例多為急診，因此醫師難以安排固定的看診時間，不論在大夜或小夜，都有可能臨時遇上突發事件而需要隨時待命。邱浩遠曾在研究論文中指出，斷指部分在未冰的情況下，30 小時內都還能接復：若斷指在有冰的狀態下，長庚甚至有過 90 小時內都能接復的紀錄。

「斷指接復的急迫性其實沒有一般人想像的高，雖然研究上有這樣的結論，但當意外發生時，家屬通常情緒仍較激動而難以被說服，比起向患者家屬解說正確的道理而花費時間，團隊反而會以同理的心態，以當下完成手術為第一優先。」

成大醫院整形外科主任　邱浩遠

勤奮水牛李經維　默默耕耘半甲子

李經維於 1983 年從臺大畢業，1990 年來到成大，隔年升任成大專任主治醫師。選擇整形外科為志業，是因為他曾經參與性向測驗，測驗結果顯示他善於空間概念、抽象思維、邏輯推理等能力，因此當他在選科時，便優先選擇倚重空間概念的神經外科與整形外科；由於有感於外觀形貌對於個人的自信心與社交功能影響深鉅，其損害所引發的衝擊，並不亞於身體上的痛苦，於是他毅然決然地踏入整形外科的領域。

「在臺大擔任住院醫師期間，親炙陳明庭、湯月碧、林佐武教授等師長之訓誨，在醫學會專題報告，見識到不少前輩進行繁難的顱顏整形手術，對當時初出茅廬的我獲益良深。臺大總醫師任期結束之際，適逢成大醫學院的成立，新興的氣象與深厚的工學研究淵源，在在都吸引著我加入。」

成大醫院整形外科主任　李經維

李經維善於整合運用成大豐富的資源，與工學院聯手開發電腦三維影像分析技術：進行智慧型手術計畫模擬操練，使得手術精確度、順暢度升高，手術治療變得更快速而安全。此一技法以及合作模式，在台灣醫療界可算是開此先河的新興案例。

　　另一方面，李經維也關注醫療的技術新發展，不斷研究如何將新材質運用於手術中。在顱顏手術上研發出以鈣磷骨水泥植入替代顱骨缺損的嘗試、開發醫用金屬植入物等創新的前瞻技術，除獲得多項專利以外，也在國內外發表成果，造福病患。

　　李經維有鑑於終身學習是專業工作者的基本條件，好的老師必須同時是好的學習者，突破、創新乃是科學工作的成就感來源與永續經營之根基；因此特別強調：「研究是一種生活態度。」為了貫徹落實這項理念，必須使研究風氣與進修活動常態化，於是在科內開辦「研究會議」，十餘年不間斷，不但使得每屆學員畢業時，都具備撰寫學術報告能力、且產出具體的論文實績、更讓科部文化、風氣，符合求真、求進的正道精神。

　　體認到英語是科學世界的共通語言、當今學術殿堂的敲門磚，更是與國際溝通的必備技巧，因此李主任規範科內會議報告，每月必須安排一次英文口頭報告，以「實兵演練」的基本功夫，促使同仁習慣運用英文表達，增強這項必要技巧的熟練度，並積極利用參加國際會議的機緣，以及接待國外訪客（包括交換學生以及來訪學者）的時刻，順勢提升實戰經驗與膽識，多年下來，漸成氣候，使歷屆師兄弟姊妹，都能擁有適足的外語實力與自信，對於學習成長，產生深遠的正向效應，也轉而成為科部整體無形的軟實力。

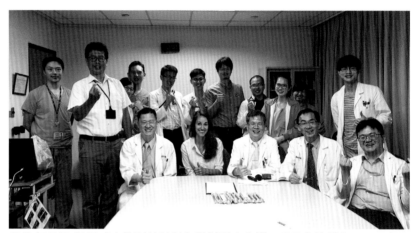

2018 年 5 月 15 日成大整形外科科內舉辦研究會議，瑞典交換學生 Delia 來訪，共同合影留念。

李經維擔任整形外科主任期間仍不忘積極進修，就讀 EMBA，充分汲取經營理念。2016 年將整形外科主任職位轉交與謝式洲，並先後出任成大醫院醫務秘書與外科部主任（現任）之職，繼續發揮所長，服務社群。

小水牛謝式洲 堅守傳承、力求創新

成大鼓勵主治醫師出國進修。在 2001 年幹細胞培養研究盛行時，成大便派了謝式洲和林聖哲（前台南市衛生局長）赴美學習相關技術。謝式洲是國內研究組織工程的先驅之一，他曾先後赴日本及美國進修，於訪美期間，在美國哈佛大學麻省總醫院組織暨器官工程

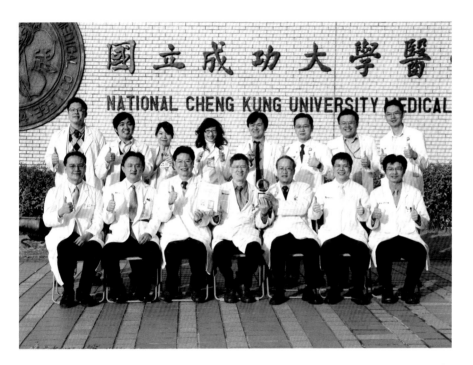

2009 年成大整形外科「優質的斷指再接植團隊」，榮獲 SNQ 國家品質標章暨 2009 年
國家生技醫療品質全國之銅牌獎，於成大醫學院前合影。（前排左起）蔡文平、何建
良、林聖哲、李經維、邱浩遠、謝式洲、薛元毓。（後排左起）周鼎茂、莊昆霖、李
碧蓉、朱純慧、李曜洲、楊學穎、許晉豪、陳威臣。

實驗室，擔任博士後研究員暨訪問學者。至日本進修期間，習得穿通枝皮瓣顯微移轉技術，特別是前大腿外側皮瓣摘取的技術，回國後執行成大醫院第一例的大腿前外側皮瓣顯微重建頭頸部缺損之手術。日後這項技術，在成大醫院每年所執行超過 150 例的困難頭頸部、軀幹、上肢和下肢的肢體重建顯微手術中，占了八成以上的比例。

謝式洲於 2001 年 9 月成為成大醫學院臨床醫學研究所博士班第一屆第一個畢業生。於 2009 年擔任團隊總指揮，引領成大醫院整形外科之「優質的斷指再接植團隊」榮獲 SNQ 國家品質標章暨 2009 國家生技醫療品質全國之「銅牌獎」。2013 至 2016 年間，擔任成功大學傷口再生與修復國際研究中心主任，與美國南加州大學的鍾正明教授，推動成大國際合作之研究。自 2016 年 8 月起，擔任成大醫院整形外科主任迄今。

水牛團隊 持續在手術台上綻放愛與美的光采

成大醫院的地理位置特性，使其向北、向南皆能支援，因此在全國性的重大燒傷事故中，經常能看見成大醫師的身影穿梭其中，諸如 1990 年台中鋐光爆炸事件，收治 8 人；1997 年高雄前鎮鎮興橋事件，收治 3 人；2012 年台南縣北門火災事故，收治 6 人；2014 年高雄石化氣爆事件，收治 3 人；以及 2015 年新北市八仙樂園粉塵塵爆事件，收治 5 人。過去將近三十年間，簡雄飛、陳琮琳、何建良、潘信誠，先後分別擔任燒傷中心主任，貢獻心力，肩負這些病患救

治守護的重責大任。

在八仙事件中，正當全台都尋覓不到足夠的大愛皮膚時，意外發現皮膚儲量最多的醫院竟然是成大醫院。大愛皮膚的保存，使用機會低，獲利不高。成大醫院隸屬公務體系，在經營上，不以牟利為目標，因此能在重大事件中發揮重要的救治功能。此外，成大醫院也在這次事件中獲得中央政府的注目，被指定為三大國家級皮庫之一的醫院，在此過程當中，曾任中華民國燒傷學會理事長的陳琮琳醫師，擔當相當關鍵性的角色。

早期重要成員之一的林聖哲，專注於抽脂手術厚脂肪幹細胞的培養，研究將之轉化為其他品系體細胞的機轉；林聖哲於 2010 年轉任台南市衛生局長，對於整形外科界，發揮許多實質的正向影響力，在政策面與執行面，均饒具建樹，遏止非正統的醫美亂象。年輕一輩的中生代醫師，何建良專攻淋巴水腫治療；薛元毓潛心鑽研神經幹細胞培養與生理機制；郭耀隆對乳癌治療與重建工作有獨到見解，都是承先啟後的後起之秀，持續傳遞薪火，使得成大整外能夠綿長亙久，也在我國的整形外科界，擔負一定程度的貢獻、付出與影響。

成大團隊歷來的同仁都求知若渴，紛紛帶職進修，攻讀研究所以上的學位，其對科部整體的研究水準，都有相當大程度的提升；如今成大整形外科有超過八成的老師具有碩、博士級的學養，他們有效地將理論知識與臨床實務結合起來，建構出獨特的專業競爭力。

第十三節 高雄榮民總醫院

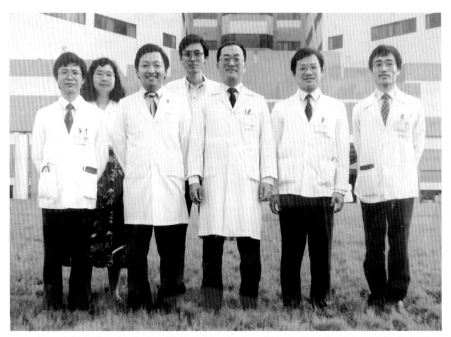

1991年，高雄榮總開院後隔年拍的照片，記錄下當年高榮整外開路先鋒們的身影，（前排左起）蔣百聰、陳錦時、印志弘主任、陳理維，及當時在內科的實習醫師，（後排中）楊國強醫師。

高榮歷屆主任
印志弘：1990-1993
陳錦時：1993-2004
陳理維：2004-2014
楊國強：2014- 迄今

高屏區唯一公立醫學中心　高雄榮總

行政院國軍退除役官兵輔導委員會為加強照顧台灣南部地區榮民、榮眷及一般民眾的醫療服務，1990 年 10 月 31 日於高雄左營正式成立「臺北榮民總醫院高雄分院」，同時成立整形外科。成立初期多從國防醫學院以及臺北榮總調將。

高雄榮總整形外科開疆闢土的重要功臣首推印志弘主任醫師、陳錦時主治醫師以及蔣百聰住院醫師三人。在首任主任印志弘的帶領下，全體醫護團隊共同努力，1993 年 5 月成立燒傷加護中心以服務病患。1993 年 9 月起在第二任主任陳錦時的帶領下，在顯微手術、乳房重建、頭頸部重建、美容整形、手外科以及高壓氧治療等，各方面均有長足之發展。2004 年 11 月由陳理維博士出任科主任，在臨床及基礎研究上努力，積極帶領整形外科走向臨床、研究與教學並進的新紀元。2014 年由楊國強接任科主任，以世界級的醫療水準服務南部民眾，提昇南部地區整形美容醫療水準。

高雄榮總是高屏區唯一的公立醫學中心，醫院的業務量相當龐雜，醫師人數相較北部少，然而高榮整形外科的醫師不以為苦，不僅僅是奉獻了大半青春的榮民伯伯及其眷屬的守護者，更帶動高雄榮總成為高屏地方在整形、重建及美容手術上，深獲好評的醫療機構。

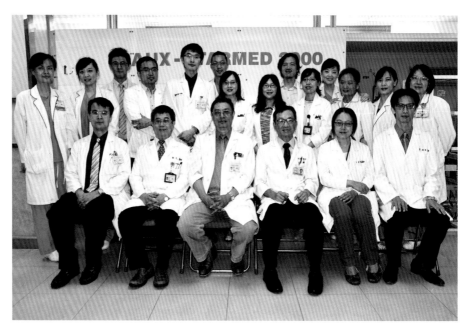

2018 年 6 月高榮整形外科所有的工作伙伴，前排為主治醫師，（左起）林政達、劉文忠、楊國強主任、陳理維、何彥儀、蔡維軒。

「印志弘主任總是盡量讓主治醫師發揮所長，降低限制，吸引人才留下，因此高榮整形外科科內氣氛相當和諧愉快，這樣的科風也傳承至今。」

高雄榮總榮整形外科主任　楊國強

印志弘、陳錦時　北榮及國防體系背景
建立高榮整外基礎

　　印志弘出身國防醫學院，來高榮前是臺北榮總整形外科的資深主治醫師，專長是顱顏跟美容手術，他為人開朗大方隨和，管理下屬相當親切不威嚴。接棒印志弘工作的是同樣出自國防醫學院，同在臺北榮總接受完整整形外科訓練的陳錦時。陳錦時的專長為顯微手術跟美容手術，他曾經於美國埃默里大學醫院（Emory University Hospital）向世界著名的乳房大師 John Bostwick 學習乳房手術技巧。陳錦時的乳房手術技巧被病患讚譽有佳，這是由於他在乳房重建技巧有獨特之處，他透過取用腹直肌皮瓣、腹部脂肪移植為病患進行乳癌重建，比起過去只將傷口直接縫補起來的手術，為病患達到外觀性的大幅改善。

　　與印志弘、陳錦時共同努力的還有一位蔣百聰。蔣百聰在高榮創辦初期曾連續兩年擔任整形外科總醫師，他專精手外科，是當時高榮整形外科開院時唯一的住院醫師，也是第一位高榮的訓練醫師。身為軍費生的他，後來回到部隊服務。雖然並未留在高榮，但他在創院初期曾經歷相當辛苦忙碌的時光，對於

高榮整形外科的運作步上軌道，功不可沒。

陳理維、楊國強 重建技術造福南台灣病患

第三任主任陳理維現為陽明大學急重症研究所的教授，他的燒燙傷研究成果豐富，專長手外科。高榮整外醫師多擅長手外科，這是由於高榮靠近高速公路，高雄工廠內發生的斷指意外第一時間多送到此處，並仰賴整形外科醫師的縫補。第四任主任楊國強同樣專精南部常見的口腔癌重建手術，他尤其擅長用小腿的皮瓣為病患進行口腔癌重建，幫助許多口腔癌患者繼續擁有可說話、吃飯的正常人生。

八仙塵爆案時，高榮雖位處南部，但並未在整形外科這場重要的戰役中缺席。當時現場急缺人手，高榮派了將近11位整形外科醫師、醫師助理以及醫護人員到北部榮總支援，還有一位總醫師留在當地協助。談到八仙，楊國強非常佩服北部快速完善的分流，快速將受傷情況控制下來。

強化跨院交流 保持特色持續發展

高榮雖受限於地理位置，過往參與大多位於北部的研討會較為不便，然而隨著網路技術的發達，整形外科醫學會從原先舉辦的實體研討會，改為使用北榮、中榮、高榮、成大、慈濟五間醫院的會議室進行視訊連線會議，也使全台整形外科的連結更加緊密。

高雄榮總定位發展基礎研究、口腔癌研究。陳錦時推廣以自體組

織進行乳癌術後切除的重建；陳理維擅長燒傷基礎研究，每年皆發表許多論文；楊國強致力發展口腔癌皮瓣重建技術。延續歷年來的耕耘，高雄整形外科期許能保持本科精神，未來強化各項技術發展，延續高雄榮總整形外科之特色。

新光整形外科 不斷學習挑戰創新

　　新光醫療財團法人新光吳火獅紀念醫院，簡稱新光醫院，成立緣起為新光關係機構已故創辦人吳火獅先生認為「醫院是永久的事業，對人類的福祉也是永恆的」，吳東進董事長為完成創辦人的願望，於 1992 年 9 月 2 日正式開幕，整形外科也於同時間成立。

　　新光醫院有個特殊的制度，稱為「主任級醫師」，主任級醫師條件嚴苛、名額稀少。必須為擔任過至少兩任科主任的資深醫師，技術與閱歷經驗並重，才符合資格。整形外科醫師林煌基即是其中一員。林煌基鼓勵科內所有醫師都要多讀書、學習臨床的經驗，並且去考證照。林煌基認為主治醫師要多讀一些期刊、雜誌，跟上創新的研究。而年輕住院醫師則要多讀教科書，深厚基礎功。新光整形外科儘管工作繁重，但科內氛圍融洽，每年一位的專科醫師培訓名額從不間斷。

新光歷屆主任
蔡裕銓：1992-1999
林煌基：1999-2004
楊崧宇：2004-2006
林煌基：2006-2016
林育賢：2016- 迄今

唇顎裂治療元老 蔡裕銓

蔡裕銓出身於馬偕整形外科，是當年五位創科元老中的一員。他曾由羅慧夫推薦到美國進修，在美國接受嚴格的美容整形外科訓練後，取得美國整形外科學會的訓練認同。回台後陸續經歷過馬偕、長庚完整的實戰經驗，特別深耕唇顎裂整形復健及口腔癌領域。在新光創院之初，他為新光整形外科建立堅實的基礎，服務滿七年後，轉往中部發展，由林煌基接續他的工作。

新光整外重要功臣 林煌基

林煌基從新光醫院創院時即加入，至今服務逾二十五年，可說是新光整形外科發展的重要功臣。林煌基受訓於三軍總醫院，曾任三總燒傷中心主任，並於美國梅約診所（Mayo Clinic）及路易斯維爾大學（University of Louisville）進修學習手外科及顯微外科，同時擔任國防醫、北醫、輔大醫學系兼任副教授。

一腳踏入整形外科這個領域其實背後有故事。大約三十幾年前，林煌基的一位朋友帶他去拜訪一位心靈導師。當時老師就預言：「你是一個帶刀做藝術工作的人。」沒想到日後他真的成為了整形外科醫師，應證了那位老師的話。

八仙塵爆 創新點子助醫院度過難關

林煌基與刀，果然是有特殊的緣分，八仙塵爆事件事發後第三天

的深夜時，總醫師來電告知清創所需的刀片數量已不敷使用。在此危急之刻，林煌基想到，以前在金門當兵時，他曾經有以刮鬍刀片為車禍病患進行取皮拉皮救治的經驗。他同時回想起以前老家隔壁，正好有賣這類的刀片，於是他緊急聯絡姪女前去選購。老闆一聽到他的用途，立刻將刀片送至醫院。林煌基一看，剛好對得上！甚至一片只要很低的價格，還是日本製的，因此他當機立斷下訂了 500支。直到數天後，衛生署從南部調了兩隻標準的刀柄給新光，隨後標準的刀片也陸續進來。而這段期間，則多虧有林煌基的「刮鬍刀」經驗，以小兵立大功之姿幫助病患度過這段危急清創期。

挺過這段時光，除了整形外科全員投入外，也多虧有其他科的醫師盡心協助救治，包含外科、耳鼻喉科、眼科、內科等科別共同幫忙換藥，護理部的護理師、專科護理師也一起參與。此外，有一位台裔美籍的醫師黃宗哲（Ted）的義舉特別令人感佩。黃宗哲曾任德州 Galveston Shriners 兒童醫院的燒傷重建醫生及資深顧問長達四十多年，Shriners 兒童醫院是全美頂級燒傷權威醫院。

黃宗哲在台灣整形外科界非常活耀，20 年來積極來台參與學會活動，也設置 Ted Huang 講座選拔年輕醫師的優秀論文長達十餘年，蔚為佳話。事發約一年後，他正好有計劃前去河南，在得知此次有多位顏面、肢體嚴重疤痕及多功能障礙的病人後，他決定繞道台灣，親自檢視有需要的病人，提議由他負擔醫療、食宿相關費用，提供他們至德州醫院治療的機會。然而，當他結束此趟行程回到美國時，在 Huron 機場卻意外因心臟病發而不幸離世，赴美治療計劃一度暫停。後來在他多年的同事及好友、Shriners 醫院院長兼德州大學醫學分院燒傷主任 David Herndon 教授以及黃醫師遺孀黃蔡淑娟的幫

助下，終於促成兩位台灣傷患抵美。這位黃教授終其一身，致力於協助台灣醫療在國際間的發展與接軌，功不可沒。

在八仙塵爆事件中，對盡心的醫療人員，也是一大衝擊。隨著新光的病人逐漸出院後，林煌基也因小腦憩室炎穿孔破裂，腸子因此截掉一段。被研判罹患主因恐怕就是壓力太大。經歷過此一事件後，林煌基更能對病人需要被愛護的感覺感同身受，也決心將腳步放慢，趁著這個機會，主動請辭科主任一職，希望能給年輕人機會，交棒林育賢接任主任。

「年輕人有自己的點子，想法不同很好。年輕人可以犯錯沒有關係，但是有問題時要提出來，讓大家共同討論、修正，這樣才能進步。」

新光醫院前整形外科主任　林煌基

檢討反省再改進

林煌基鼓勵年輕醫師，不只是在醫院工作，還要多出去開會、學習、出國進修。將眼界放大，才能更加進步。並不是說國外一定發展的較優，其實台灣近年來在整形外科的表現，已是相當卓越，透過交流發現自己的長處，也能夠更加有信心，肯定自己前進的方向。新光整形外科醫師外出開會報告時，被訓練要勇於面對質疑與挑戰，發現自己做的不夠充足的地方，則要再檢討改進。秉持著如此不斷進步的精神，新光整外期許科內能夠不斷突破自我，為病患帶來更人性化的醫療救治服務。

整形外科部成員合照。（前排左起）楊沂勳、黃昱豪、施翔順、張立人、馮冠明、鄭勝峯、蔡麗敏、陳建忠、周鼎茂、陳建安、余宗宸。（後排左起）李易晟、陳信甫、廖庭鈞、Siti Radhziah Binte Sudirman、陳加榮、楊雅雲、賴冠宏、賴東懋、吳南燕、林美芳、林麗君、楊宗穎、許文甄、許瓊月。

義大歷屆整形外科主管
劉奕添：2004-2011
鄭勝峯：2011-2017
馮冠明：2017- 迄今

義大整外
全台唯一非醫學中心的整形外科專科訓練醫院

義大醫院於 2004 年正式營運，創院院長陳宏基為國際知名的整形外科教授，擅長困難的顯微重建手術。當時他可說是義大的「神祖牌」，許多人都是被他的人格特質吸引過來，當時義大的副院長杜元坤就是一例。杜元坤他曾參與林口長庚的外傷科建立，外傷科整合一般外科、骨科與整形外科，深具科際整合經驗。

義大整形外科在陳宏基的帶領下發展突出，在 2017 年以前全台只有 15 家醫院為整形外科專科的訓練醫院，義大醫院是唯一非醫學中心的訓練醫院。義大深耕口腔癌與下咽癌的重建手術，得到國健署的肯定，四期含末期的存活率世界第一。除了歸功於整形外科創新的穿透枝顯微手術，背後還有個關鍵人物—耳鼻喉部黃澤人部長。陳宏基為了延請黃澤人加入義大團隊，在兩年內半夜北上嘉義拜訪黃澤人六次，直到黃澤人被「六」顧茅廬的誠意打動來到義大。從此，耳鼻喉科團隊與整形外科合作無間，病患在臉部外貌及進食功能上都大有改善。

鄭勝峯 理性研究建立專業義大 感性關懷塑造人文義大

陳宏基在 2011 年時離開義大醫院，隨後科主任劉奕添亦自行創業，同時間同屬長庚系統的鄭勝峯被延攬擔任醫品副院長。鄭勝峯

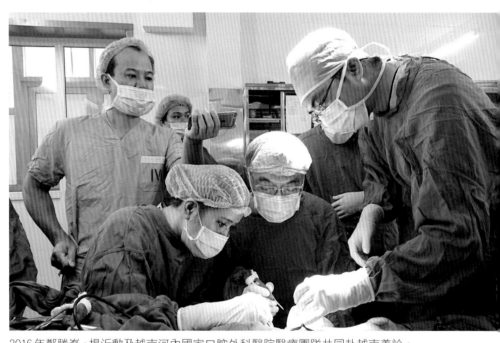

2016年鄭勝峯、楊沂勳及越南河內國家口腔外科醫院醫療團隊共同赴越南義診。

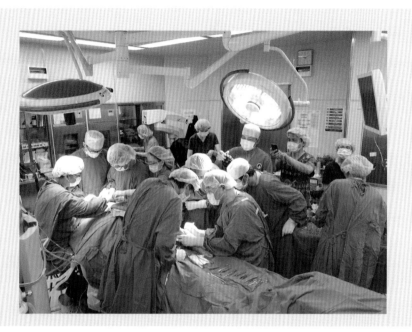

2016 年越南義診。

來到義大後，延續他在長庚所進行的血管穿透枝顯微手術創新的改良，將使用過的皮瓣循環再利用，2015 年此項研究得到 PRS 期刊頒發的最佳論文獎。

鄭勝峯將長庚於越南提供義診服務的優良傳統導入義大，每年都帶領總醫師前進越南進行義診。因為義診不只是技術的傳承，更重要的是能鼓舞及提醒年輕醫師莫忘行醫的初衷。

「越南的這些病患都是貧窮人，他們其實也沒有東西可以表達自己的謝意，頂多就是給你感激的微笑代表謝謝，這種心情就是讓我持續投入義診的原因。」

義大醫院醫療品質副院長 鄭勝峯

義診工作與 108 醫院、古巴醫院、智力醫院、胡志明市等多家醫院合作，不只在當地訓練，隔年亦會安排二位到三位當地醫師來台灣接受訓練。2014 年甚至越南衛生部的副部長跟胡志明市的市長更與醫療團一起進行訪問。

義大長期推廣國外醫師（fellow）的訓練，提供國外的整形外科醫師學習顯微手術。目前已經訓練五十國，不只是第三世界，也有先進國家如美國、英國、希臘等國家。鄭勝峯期許義大整外能以醫療的軟實力，擦亮台灣這塊招牌。

陳宏基得意弟子馮冠明表現優異 成為口腔癌重建專家

馮冠明畢業於國防醫學院，1999 年去到長庚再進修，當時長庚有 35 位主治醫師 5 位教授的規模。他相當敬佩陳昱瑞院長、魏福全執行副院長兼科系主任、陳宏基及莊垂慶教授，因為他們都是以專精手術揚名國際的人，並且以身作則，常常三更半夜都還在開刀房忙碌。其中，馮冠明對陳宏基更是懷抱尊敬與感謝，陳宏基於他亦師亦父，從陳宏基身上可見其關心的第一順位永遠是病人，胸襟令人佩服。

「老師對學生的影響不在學問或技術，而是醫德的培養。老師的技術可能在特定領域專業，但在其他領域也有不足的地方，學問與技術的傳承是基本，更能難可貴的是身教與言教。」

義大醫院整形外科主任　馮冠明

義大整外創造很好的訓練環境，其特別的訓練制度，讓許多醫院都很感興趣。一個就是固定出席由陳明庭教授主持的 BC Club Slide Meeting，這個研討會在陳教授領導下，已囊括七個訓練中心舉辦超過 40 年；另一個就是總醫師在訓練結束前會被「外派」至其他國內外的訓練中心觀摩。

其實在財團法人醫院要推動這樣的訓練是非常困難的，必須向管

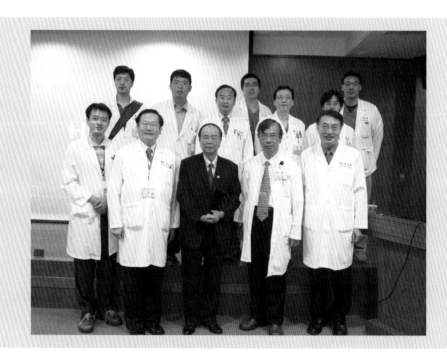

學術交流－陳明庭教授。（前排左起）
張立人、杜元坤、陳明庭、陳翰容、
鄭勝峯。（後排左起）陳歷舜、陳建
安、馮冠明、楊沂勳、姚勝發、吳爭
融、余宗宸。

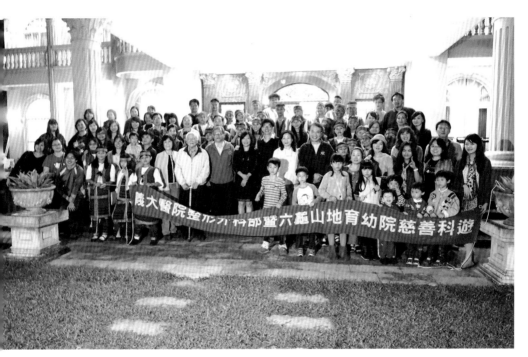

六龜育幼院慈善科遊。

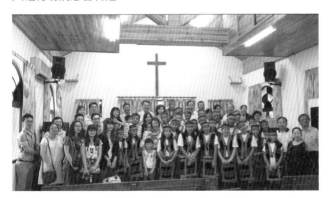

六龜育幼院院童演唱。

理階層層層報備及溝通，但這個制度至今已經實行超過六、七年，成效匪淺。讓住院醫師去不同訓練中心學習融入不同系統，馮冠明認為對住院醫師是個難得的經驗。義大整外另一個特色是具有專屬的實驗室，有一位博士副教授領導一位碩士級研究助理，執行科技部或院際間的研究計畫及住院醫師的動物實驗，經費來源由研究計畫及科裡主治醫師共同支應。

義大整外的專長為口腔癌重建手術，擅長運用穿通枝皮瓣移植手術，有效減少供應區的傷害。馮冠明舉例穿通枝皮瓣的概念就像是挖東牆補西牆，必須思考將東牆的傷害降到最低，甚至將來能循環再利用。這類型的重建手術，平均一年約 250 例，佔科內約六成五的工時與人力，但健保給付卻相對低。這就是為什麼至今全台合格的整形外科醫師只有七百多位，但投入醫美市場的醫師卻有一萬多人。重建整形領域的手術困難度高，願意投入的人很少。直到 2017年，義大已經執行超過 3000 例顯微手術，對一個年輕的醫院，這可是天文數字呢！

跨領域的創新合作概念 打造新義大特色

鄭勝峯感慨到，醫療環境明顯惡化，整外只有在大型災難時才凸顯重要性。他期待整形外科的年輕孩子們要走出去，讓社會大眾更了解整形外科的工作內容，特別是台灣的整形外科在世界享有盛名，但工時高居不下仍然是不容忽視的大隱憂！

傳承鄭勝峯投身義診的精神，馮冠明也集合科部同仁的力量長

期幫忙六龜山地育幼院。可以說，人文關懷已經變成義大整外的DNA。儘管如今外在醫美同業的誘惑多，導致人才留任困難。義大仍希望藉由這些活動，激發年輕醫師服務人群的成就感，能找回行醫的初衷，不以賺錢為人生唯一目標。

義大整外在過去十年來，努力在有限資源下創造最好的成績。結合心臟內科、心臟外科、新陳代謝科、感染科，以團隊合作的模式來治療慢性傷口，成果顯著有效降低截肢的風險，也因此心臟內科主任曾維功所領軍的團隊，成為國內通下肢血管最有經驗的救火隊。跨團隊合作是一個新的醫療概念，整合各科經驗給予病人最好的協助，這也是義大整外邁向下一個十年的重要挑戰。

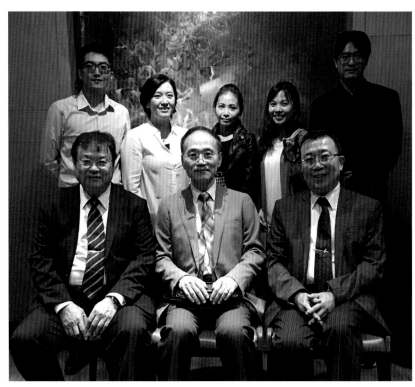

2018 年臺北醫學院整形外科醫師合影。（前排左起）簡雄飛副院長暨整形外科主任、張承仁醫師、陳國鼎醫師暨顱顏中心主任。（後排左起）李京軒醫師、中間三為為護理師與行政人員、李維棠醫師。

北醫附醫歷屆主任	萬芳醫院歷屆主任
黃仁炫：2001-2003	劉國威：1997-2006
蔡豐州：2003-2015	王先震：2006-2008
簡雄飛：2015- 迄今	陳杰峰：2008- 迄今

北醫大醫療體系　整形外科新起之秀

臺北醫學大學附設醫院創立於 1976 年，為臺北醫學大學第一所附設醫院，與萬芳醫院和衛生部福利雙和醫院皆屬北醫大醫療體系。北醫附醫整形外科目前尚未取得整形外科專科訓練醫院資格，但在整形外科領域是新起之秀，前景看好。

北醫附醫整形外科早期是由國泰醫院的林佐武在 1980 年轉任首位整形外科主治醫師，期間多位整形外科醫師都前來駐診，後來經過李治華、陳大正、范光智、黃仁炫、蔡豐州、孫雷銘、林正宜等醫師的努力，為整形外科業務的拓展做出相當的貢獻，現則由原本服務於臺大醫院的簡雄飛，領導包含張承仁、陳國鼎、李維棠以及李京軒等醫師的醫療團隊，繼續發揚光大。

「我總是告訴院內的醫師，不該做的不做，做不到的也不做，這是陳明庭教授的教導，使我不忘保持初衷，時刻自我反省，為病患帶來最合理的治療。」

臺北醫學大學整形外科外科主任　簡雄飛

簡雄飛分享整外醫師都在默默的處理別人不想做的事情，包含清瘡、縫合傷口等，費用不高，但他認為很有意義，把一位病人破碎的臉救回來的成就感無可取代。雖然政府健保不大支持，但還是要做。他總是嚴格的要求自己與團隊，只做達的到事且拿合理的價格。

因為陳明庭教授就是這樣教他的，這對他很有影響，陳教授對於金錢本就不在意，只要能凸顯整形外科的價值就是最有意義的回報，這也是他的信念。

北醫整形外科中以乳房重建與威塑抽脂體雕為兩大特色，不僅造福乳癌患者，更能幫助體脂肪超標已嚴重影響到日常起居的朋友，在為求醫者的健康層層把關之餘，也讓患者重拾信心，可以抬頭挺胸面對社會。

在八仙塵爆事件爆發時，北醫附醫儘管沒有燒傷中心，仍清出加護病房的六床當作燒傷中心使用。多數送往北醫附醫的病患全身 50% 燒燙傷的重度灼傷，那段時期整外醫師們不斷重複清瘡、植皮的循環作業，熱心校友接到消息後也回來幫忙，歷經了整整兩個月的忙碌時段。

北醫建立顱顏中心　致力推廣重建治療

2017 年 10 月北醫附醫正式成立顱顏中心，先天性頭顱顏面畸形的病患，在成長過程中要面對包含餵食、美觀、語言發展、咬合不正、蛀牙、顏面骨發育不良、中耳炎、鼻炎、心理發展以及社會適應等問題。

策辦北醫附醫顱顏中心的醫師陳國鼎，出自林口長庚，曾擔任長庚顱顏外科主任，精熟顱顏手術的治療，在他的策劃下，北醫附醫顱顏中心是目前台灣最年輕的顱顏中心，卻整合極多科別，共同為病患服務、克服多重困難，這正是現代醫學全人醫療的範例。

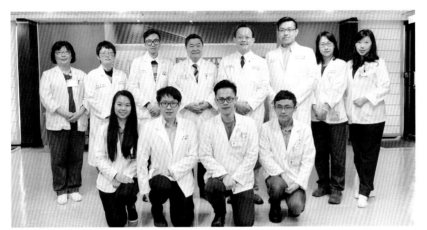

萬芳醫院整形外科團隊合影。

台北南區整形外科發展初萌芽 新興的萬芳醫院

　　萬芳醫院整形外科於 1997 年 2 月成立。2001 年 2 月成立燒燙傷中心，設有 4 床重症燒燙傷加護病床。2003 年成立整形美容中心。2012 年 1 月成立燒傷及困難傷口全人照護中心，提供完善的醫療服務。

　　萬芳醫院的整形外科創科醫師為劉國威，他原為馬偕的資深專科醫師，從高醫畢業後來到北醫從事兒童手外科，是台灣兒童手外科界的先驅，他替沒有肌腱的手做肌腱移植、肌腱轉位手術，將患者的斷掌、斷指接回，讓患者的手維持基本功能。

　　在八仙塵爆事件爆發時，萬芳醫院也沒缺席，共收治了 14 個病人，並成功達到百分百的救治率。

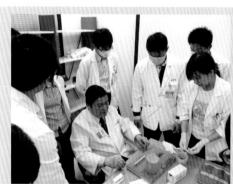

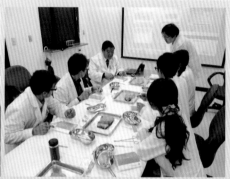

王先震正在進行人工皮的示範教學。　　　扎實的術前實作訓。

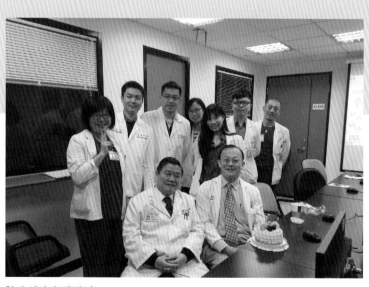

陳杰峰主任慶生會。

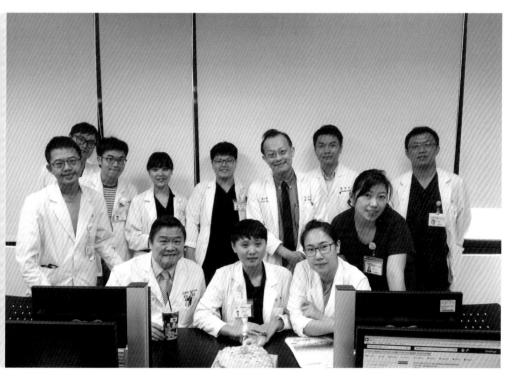

王先震教授慶生會。

萬芳醫院設置人工皮實驗室 大力支持整形外科發展

王先震在卸下軍職身分退休以後，來到萬芳醫院，當時萬芳醫院的邱文達院長與他是住院醫師的夥伴，共同經過住院醫師的磨練，擁有特殊的革命情感，因此特別邀請具備教職身份的王先震擔任萬芳、北醫外科教授一職。邱文達院長也曾邀請呂旭彥前來籌備燒傷中心，具呂旭彥回憶，此計畫原以具備大面積數百坪的病房，改裝為燒傷中心，不過呂旭彥覺得不宜，燒傷病例並非常態，數目平常太少，不需設置需要大量設備及空間的燒傷中心，宜由公立醫院及專精燒傷的醫院來作為國家燒傷中心即可，邱文達當場說明還未開幕多久的萬芳醫院，單單電費每個月就要三、四百萬元，再開設豪華、使用率低的燒傷中心，只會增加開銷而已，遂斷了設置國家級燒傷中心的念頭，節省了不少公帑。同時在邱院長任內也經呂教授的推薦，在每年新完成整外訓練的二十位專科醫師中，選任了優秀的陳杰峰醫師前來萬芳服務至今。

邱文達在北醫、萬芳期間大力支持整形外科發展。由院方投資500萬，成立一個符合衛生署 GMP 規定的生產廠，完全符合政府規定的試驗流程，驗證王先震開發的矽膠／無細胞豬真皮複合人造皮具備無毒性、不產生過敏與排斥等現象。

2015 年王先震完成第 1 期 15 名燒燙傷患者的人體臨床實驗，榮獲 2017 年國家新創獎中「臨床應用新創獎」，對救治燒燙傷及嚴重外傷的患者具有極大貢獻。這款人工皮膚，不僅價格相對親民，效

果也不輸給進口的人工皮膚。

「我認為醫師應該要『活到老，學到老』永遠保有對尖端醫學知識追求的渴望，並且遵守時間紀律與高標準的道德觀念，不忘醫者的人文關懷精神，從醫不應只為獲利，而應為廣大群眾的健康努力。」

萬芳醫院　整形外科顧問醫師　王先震

「青出於藍更甚於藍」是王先震不斷奮發向上的動力，在王先震加入萬芳後，萬芳醫院的整形外科訓練陣容更加堅強，於 2017 年首次通過整形外科專科訓練醫院的資格，雖然尚無訓練名額，但相信未來發展成長可期。

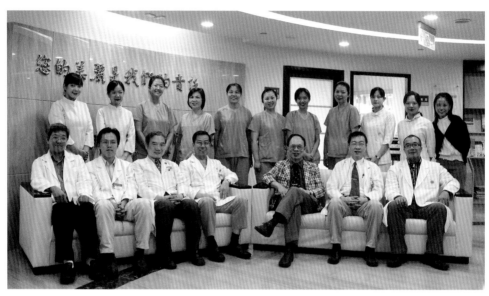

亞東整形外科全體同仁合照。

亞東紀念醫院歷屆整形外科主任	
張中序	
萬漢雷	1981-1983 年（林永濤住院醫師）
林永濤	
何文島：1984-2000 年	
龍宜台：2000-2001 年	
林佐武：2002、2010 年	
張克中：2003-2006、2011-2014 年	
周林興：2007-2009 年	
陳右昇：2014 年 - 迄今亞東紀念醫院 歷屆整形外科主任	

系出三軍總醫院 點亮新北醫療

1970、80 年代，遠東集團創辦人徐有庠先生鑑於新北市板橋、土城一帶，每有重大傷患或急症病人均須轉送臺北市，易延誤就醫，因而秉持「取諸社會，用之社會」理念，捐款成立徐元智先生醫藥基金會，以自建醫院、急診援助、貧病義診，及獎勵醫藥研究為宗旨，於 1981 年 4 月 1 日在板橋創設亞東紀念醫院。

亞東整外的源起與張中序醫師有關。張中序醫師於 1960 年代先任職於三軍總醫院，並前往美國當 intern 一年，後任職榮民總醫院外科，之後於 Columbia University affiliated hospital（Roosevelt Hospital）跟隨手外科名醫 Dr. Littler 學習手外科一年，回臺後擔任北榮手外科主任，並培養劉毅醫師，退休後至中心診所及亞東醫院兼任，於亞東醫院訓練出優秀的手外科醫師何文島醫師，這當中原先隸屬於中榮的張克中醫師也轉至亞東醫院團隊，龍宜台醫師、周林興醫師則由三總轉任，並由張中序醫師訓練唯一的住院醫師林永濤醫師，故亞東醫院的淵源，是由三總醫師傳承下來的醫院。

與臺大醫院策略聯盟 增添生力軍

1999 年與臺大醫院達成策略聯盟，由臺大朱樹勳教授出任院長及副教授林佐武醫師擔任副院長，兩位長官不斷督促院內所有同仁持續提升醫療品質，以善盡社會醫療責任為己任，並期許亞東成為優秀外科醫師得以發揮所長的新舞台。亞東醫院外科的發展重鎮為心

臟外科，但整形外科也蓬勃發展，陸續有臺大的陳右昇醫師、吳名倫醫師、黃慧夫醫師、林之昀醫師加入。

2006 年亞東醫院通過衛生署評定成為新北市第一所醫學中心，黃慧夫不久後轉回臺大醫院擔任主治醫師，吳名倫、林之昀雖相繼開業，至今仍是擔任亞東兼任主治醫師，每周固定於亞東服務。亞東成為醫學中心後，陸續加入臺大所訓練的阮廷倫醫師、游彥辰醫師、

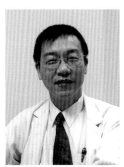
龍宜台主任。

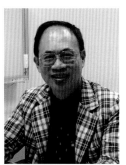
林佐武主任。

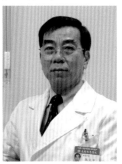
張克中主任。

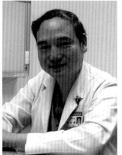
周林興主任。

柯安達醫師、張哲瑋醫師，及臺北榮總所訓練的張惇皓醫師，和張克中擔任主任時所訓練的手外科謝綺瀅醫師。湯月碧教授於臺大退休後也轉任為亞東形體醫學美容中心主任。

　　亞東整形外科持續秉持堅守前輩及先進所賦予本專科的優良傳統及職責，歷經張中序、萬漢雷、林永濤、何文島、龍宜台、張克中、周林興、林佐武及現任陳右昇主任的經營，並由何文島主任帶入了專科護理師制度、林佐武副院長設立亞東形體美容醫學中心，而張克中主任於任內成立燒燙傷中心，陳右昇醫師前往美國進修一年，積極發展乳房重建，並鼓勵團隊分科化發展，以提供新北地區更完善的整形醫療服務，可說是逐步奠定了亞東整外的發展根基。

分工精細　各有所長

　　亞東整形外科醫師陣容發展至今，有九位專任整形外科主治醫師、一位專任手外科主治醫師及兩位兼任整形外科主治醫師。2014 至 2018 年平均每年實施 2966 檯大小手術，範圍包含美容、創傷及顯微皮瓣在內的重建手術，並依照各主治醫師的專長和志向，發展專精化的細項目，盼能將所有主治醫師之專長發揮極致，且有效提升醫療服務品質。

　　目前科內醫師各有所長，分工精細，包含湯月碧負責形體美容中心、張克中負責慢性傷口及燒傷照護中心、陳右昇負責乳房重建、阮廷倫負責顯微重建外科、游彥辰負責顏面骨及偏頭痛手術、謝綺瀅負責手外科、張惇皓及張哲瑋負責高壓氧治療。

臨床服務之餘，主治醫師群也致力於學術研究，積極發表研究論文，呈現優良、穩定的研究能量。醫療團隊每周進行 morning meeting、journal reading、book reading，並每月定期與口腔外科及病理科舉行病例討論會，以提供患者正確的診斷及安全的醫療服務。

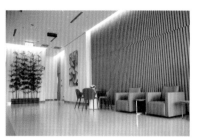

亞東整形外科空間寬敞新穎。

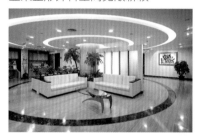

忙碌工作之餘的科內聚餐。

形體美容中心。

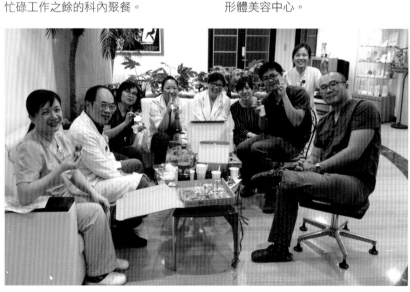

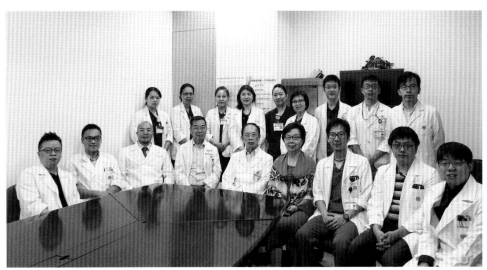

亞東整外期盼能盡一己之力，貢獻整形外科教學工作。

展望未來 為培育整形外科人才共盡一份心力

目前亞東醫院整形外科在主治醫師的人數、師資、服務量、手術種類以及教學研究成果，皆有達到一定的標準，正積極準備申請成為整形外科醫師訓練醫院，希望藉由參與教育下一代優秀的整形外科醫師，盡一己之力貢獻於整形外科專科及臺灣社會，未來也將著重於醫學倫理的教育，期盼亞東整形外科能在團隊的努力下，善盡社會醫療責任並持續提升醫療品質。

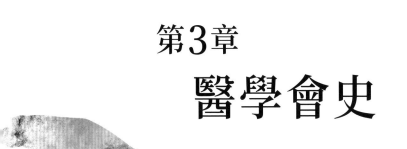

第3章

醫學會史

眾志成城 1982 年催生中華民國整形暨重建外科醫學會

隨著台灣整形外科人才輩出、醫院蓬勃發展，台灣整形外科醫學會也應運而生，經由洪楚琛、章國崧、張中序、張寬敏、陳明庭等醫師的共同發起，以及金毓鴻與黨政高層友好關係催生，終於爭取到衛生署的專科醫學會資格。當時專科醫學會只有內科、外科、神經外科與骨科，具備專科資格後，使整形外科在外科中具有獨立地位，1982 年 11 月中華民國整形暨重建外科醫學會 (ROC Society of Plastic Reconstructive Surgery) 正式成立。

成立伊始的八大成員包括：三軍總醫院的王先震、臺北榮民總醫院的金毓鴻、臺灣大學醫學院附設醫院的陳明庭、馬偕紀念醫院的林秋華、臺北長庚紀念醫院的陳昱瑞、國泰綜合醫院的呂旭彥、成功大學醫學院附設醫院的邱浩遠、高雄醫學大學附設醫院的林幸道等，為八個合格訓練中心的代表。

接續加入的有蔡裕銓、新光吳火獅紀念醫院的林煌基、臺中榮民總醫院的唐友文、中國醫藥大學附設醫院的張家寧、奇美醫院的楊振、黃國峰、高雄榮民總醫院的陳理維、高雄長庚紀念醫院的鄭勝峰、江原正，慈濟醫院的簡守信、李俊達等人。

整形暨重建外科醫學會（以下簡稱醫學會）以「聯絡國內外人士共同發揚整形重建外科醫學會之研究、教學、應用及促進國際學術交流」為宗旨。醫學會重要任務為協助行政院衛生署辦理整形外科專科醫師甄審作業。儘管整形外科專科醫師甄審標準嚴格，但在醫

學會的把關下，整形外科專科訓練醫院的核可規範也相當嚴謹，因此可提供住院醫師充足、紮實的訓練。審核通過後，會員仍需持續參與醫學會所舉辦的相關活動、會議進修，才能繼續領有整形外科專科醫師證書。

第 1 屆理事長（1982-1984）
創始不易 金毓鴻勇於探索學會方向

創會理事長金毓鴻與擔任秘書的劉國欽，在醫學會成立後，開始召開理事會，但在創辦初期，大家對於要做甚麼事情都還不清楚，因此有個有趣的小插曲。成立一年半後，政府公文來函調閱醫學會的會議紀錄，沒想到，醫學會卻沒有留下任何紀錄，陳明庭回憶到，金毓鴻與劉國欽因此被政府安排到陽明山的中山樓去，兩人住在裡頭受訓達兩個禮拜，學習如何運作醫學會，總算讓醫學會的制度開始有了起頭。

第 2 屆理事長（1984-1986）
盡心付出 蔡裕銓為草創的醫學會建立基礎

肩負重任的創會理事長金毓鴻卸任後，第二任理事長人選原先有蔡裕銓、陳明庭兩人，考量當時蔡裕銓年紀稍長幾個月，並且當時陳明庭的父親病重，於是由蔡裕銓出任第二屆理事長。

蔡裕銓理事長曾經出國進修，有系統性的學習頭頸部重建整形的

技術。他是促進馬偕、長庚、新光三間醫院整形外科發展的重要始祖，不僅經歷過多次國內大型燒燙傷事件救治，例如撫遠街爆炸案，培育人才也不餘遺力，許多如今國內的資深整形外科醫師，當初的外科解剖學就是跟著他學習的。

當時醫學會在草創初期，制度皆極為不完善。蔡裕銓任期內舉辦許多研討會，邀請醫師前來演講，這也是醫學會學術交流的開端，後來才逐漸演變出穩定的制度化教育。他後來還投入雷射的研究，與陳明庭在中華民國醫用雷射光電學會創辦初期都擔任要角。為撰寫本書也曾試圖與蔡裕銓醫師聯繫，然而由於其身體健康狀況無法接受採訪，實在令同仁們扼腕，可見本書史實採訪人物以及史料搜集有其急迫性。

第 3、4 屆理事長（1986-1990）
學術傳承 陳明庭建立完善的教育系統

陳明庭連續擔任第三、四屆理事長。陳明庭連任期間為醫學會建立許多基礎，包含考試與雜誌的制度都是在此時期開始建立，並沿用至今。

當時的考題制度是由八間符合訓練資格的醫學中心主任各自出題，交給甄選委員會檢視後印成考卷。看似合理，但後遺症是考生得各憑能耐，去各個醫學中心交換題目，若是手上握有越多「籌碼」的學生，就能換得越多題目，醫學中心主任面臨是否給題的兩難。考試流於形式，除了不公平外，更無法真正篩選出優秀的住院醫師。

當時骨科醫學會已經開始有入闈制度，呂旭彥觀察到骨科這樣的入闈出題制度，比起整形外科簡易的出題方法，是為更公平的制度。因此在理監事會議上，力薦醫學會採用，得到陳明庭的支持。

1991 年，整外醫學會開始專科考試的入闈制度，作業通常於禮拜六早上九點開始，由十二位考試委員進駐臺大景福會館出題。整外醫學會準備近二十種版本的教科書、醫學雜誌。每人出 20 題，由主任委員從中選擇 160 題，當晚開始印刷，印製成考卷。各出題委員不得外出，當晚就住在景福會館。當初的呼叫器，以及後來的手機都必須集中保管，由秘書長監督必要的聯絡，待次日早上，考生進入考場考試後，才得出闈。儘管辛苦，但這樣的制度也是讓台灣整形外科醫師出類拔萃的重要原因，因為沒有人敢不認真讀書。

紙本測驗方式有別於以往，醫學會在面試出題上也力求創新。口試的時候，呂旭彥回憶起擔任甄選委員時會採取「白紙出題法」，請考生畫出解剖構造的特徵，考生非得操作過此項手術或研讀教科書才能作答。就像嬰兒出生時蓋下的腳掌一樣，這個珍貴的原始紀錄，有如住院醫師在整形外科路上的第一步路。日後再看到這張考卷時，總能勾起當初青澀的回憶。這樣創意與公平兼顧的甄選方式，志在啟發考生的思考邏輯，建立醫學會甄選的良好典範。

陳明庭深信新知是進步的原動力，他一手創辦整形外科醫學會雜誌，擔任整形外科雜誌總編輯時間長達 21 年，為了節省成本，從審稿、排版到印刷的工作都親力親為。呂旭彥曾說，他擔任副總編輯，長達十幾年，只能協助校稿，實在慚愧得很，但也因大量閱讀，學習良多。

在陳明庭擔任理事長的期間，連續四年的時間都由陳昱瑞擔任總幹事（如今的秘書長），陳昱瑞相當盡責，每次在召開會員大會前總是盡心協助陳明庭籌辦開會事宜，因此當時年輕的陳昱瑞就能夠快速掌握醫學會的脈動，後來順理成章接任下屆的理事長。

第 5 屆理事長（1990-1992）
接軌國際 陳昱瑞推動海外交流不遺餘力

陳昱瑞理事長從第二屆理事長任期時即擔任總幹事，長達六年之久。期間四處參與會議、參考國外醫學會的規劃，詳細編製成如今的整形外科訓練制度。陳昱瑞首開醫學會舉辦國際會議的創舉，對促進台灣醫療國際交流功不可沒。

陳昱瑞於 1991 在中央圖書館辦第二屆亞太唇顎裂學會，1992 年更舉辦了國際美容外科的研討會，是台灣整形外科界中的第一個正式國際研討會，活動引起熱烈迴響。此研討會的主辦單位為國際美容整形外科醫學會，當時會內的日本教授邀請陳昱瑞去擔任講員，陳昱瑞因此得知學會正在煩惱活動的舉辦地點，於是他主動向教授表達願意在台灣舉辦之意，但當時台灣還無人進入此學會，無法申請舉辦。為此學會內的日本醫師特地提名陳昱瑞，使他加入成為國際會員的一員。如今全台已約有 67 位國際美容整形外科醫學會的會員，皆歸功於陳昱瑞為台灣醫師開啟的國際宏觀視野。

除了大型國際會議，陳昱瑞也致力推動國內民眾認識整形外科，與聯合報合辦每月講座，為期一年。陳昱瑞邀請資深醫師主講，演

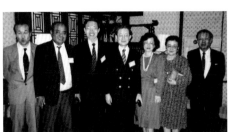

1991年4月第二屆亞太唇裂腭學會在台北，
（左起） Kamiishi、Thongphiew、陳昱瑞、
Onizuka、陳太太、Onizuka 太太。

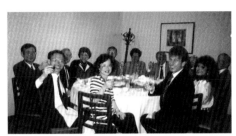

1991年4月第二屆亞太唇腭裂學會在台北
Faculty Dinner，順時針從12點鐘開始：
Barcach 夫 婦、McComb 夫 婦、Salyer 夫
婦、陳昱瑞夫婦、Matsuo、David David、
Noordhoff 夫婦。

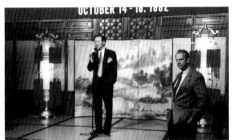

1992年10月第38屆 ISAPS Course 在台北，
晚宴致詞：陳昱瑞，右為 Thomas Biggs。

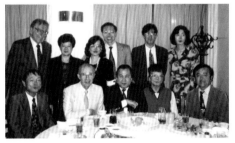

1992 年 10 月 第 38 屆 ISAPS Course,
Taipei（前排左起）林秋華、Watanabe、
Tanino、林靜芸、歐盛運、（後排左起）
Hinderer、林秋華夫人、陳太太、陳昱瑞。

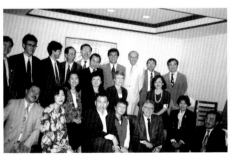

1992 年 10 月 第 38 屆 ISAPS Course,
Taipei Faculty members：（前排左四）
林靜芸、（左五）Hinderer、（中排左起）
Chin-Lin Ng、林秋華夫人、Hinderer 夫人、
陳太太、（後排左四）：陳明庭、陳昱瑞、
Tanino、Shirakabe、Watanabe、 林秋華、
歐盛運。

講隔天，報紙隨以獨立大篇幅進行內容報導，這一年變成整形外科走出醫院重要的推廣年，台灣民眾因此對整形美容更有概念，了解到整形外科是如何在燒傷、顯微重建、美容整形外科、先天性缺陷、頭頸部癌症以及手外科等多元領域發揮救治能力。

第 6 屆理事長（1992-1994）
立足全球 魏福全廣邀名師提升醫學會國際視野

　　魏福全理事長，秉於對公眾事務的推動須要具有延續性與開創性，才能讓醫學會持續成長並得到社會肯定的體認；接任後除延續幾位前理事長已進行的會務外，更以多年來建立的國際友誼及關係，進一步加強推動與國際間的交流及合作，旨在提升會員們的國際觀及與世界接軌的格局，並藉此向國際宣揚台灣整形外科的水準與成就。

　　魏理事長具體執行成果譬如包括：先後邀請國際大師 Dr. Michael Wood, Dr. Sun Lee, Dr. Jay Menon, Dr. Neil F. Jones, Dr. Ted Huang, Dr. Motohiro Nozaki, Dr. Gordon Sasaki, Dr. Ernest Manders, Dr. B. Brent, Dr. Ralph Manktelow, Dr. Ronald Zuker 等來台講學並進行示範手術，擴大醫學會年會舉辦規模，以提升學術水準外，並舉辦多場議程包括 High Frequency Radiosurgery、Wound Care、Endoscopic Carpal Tunnel Surgery、Rat Organ Transplantation、Lower Profile Miniplate 等 Workshop 或 Symposium；引進新觀念新技術，對日後國內整形外科領域的擴大發展，會員們普遍能與國外重要醫學中心或大學建立良好關係有重

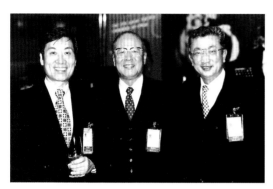

魏教授致力推動與世界接軌及交流合作，陸續邀請國際大師來台演說，中為日本重建整形外科界的先鋒 Dr. Kiyonori Harii、及右一 Dr. Motohiro Nozaki，他至今仍為臺灣整形外科醫學會雜誌的國際論文審查委員。

大貢獻：此外也積極參與亞太整形外科醫學會聯盟，台泰新 TST 三國會議的運作對日後爭取到國際會議主辦權也有所助益。

　　台灣整形外科醫學會在創建不久後即有很好的水準及成就，這應歸功於前輩們的開疆闢土，以及日後各屆理監事及會員們的努力。魏教授接任理事長後矢志更上層樓，不時與會員們共勉，力爭上游；並自我期許要以居於領導地位的美國為努力目標。因此在其任內他特別鼓勵會員們參與美國年會、及各種在美國的學術活動，並將學術論文投稿於美國整形外科相關學會做為口頭報告或雜誌刊登。

　　因為此策略奏效，臺灣整形外科醫師在專業領域中最重要的雜誌、由美國整形外科醫學會所出版的 Journal of Plastic and Reconstructive Surgery 裏，於 1980 年代中期到 2010 年的二十多年之間幾乎期期都有文章出現，大大提升了臺灣整形外科在國際的能見度，也逐步促成日後美國整形外科醫學會發展國際夥伴關係中、臺灣成為最被優先考慮的國家之一。

團結和睦 攜手發展整形外科醫學會

整形外科醫學會內氣氛相當團結和睦。學會理事長的遴選產出，皆是由備受推崇、為整形外科歷史發展曾付出貢獻的人選擔任。會員支持理事長所做的決策，而理事長亦充分尊重元老或是資深會員。理事長全心全力發展整形外科的醫療，或是教育年輕醫師。每位理事長皆能圓滿完成例行性工作如理監事會、月例會、年會、甄試、整外雜誌，討論並解決會務會員及公部門包括勞保局的問題，與他科共辦醫學會等等事宜。這是整形外科醫學會彌足珍貴的傳統，也是台灣整形外科不停前進的因素。

第 7 屆理事長（1994-1996）
創新實驗 林幸道致力提升國際醫療地位

林幸道理事長曾舉辦多場國際醫學會，包括第八屆亞太整形外科醫學會和在高醫的聯合會，林幸道在國外進修期間，體認到國際會議對於知識交流或發展趨勢的重要性，當時台灣整形外科的技術已經蓬勃發展，具備籌辦國際會議的資格。舉辦國際會議，可以讓更多醫師不必花費時間、金錢出國，對於會員來說受益匪淺。林幸道擔任理事長期間，期許自己能為學會創造更高的曝光度，多次自費出國參與國際會議，甚至遠至巴西里約熱內盧參與會議，就是為了替台灣保有國籍資格。

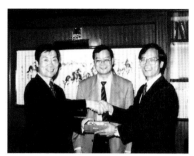

1994 年 12 月林幸道理事長由魏福全理事長手中接任第七屆理事長，由賴春生常務監事監交。

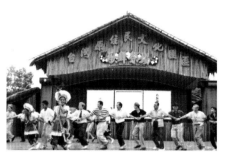

1995 年 10 月 28 日 第 三 屆 Taiwan-Singapore-Thailand 聯合學術討論會後，與會專家遊三地門原住民文化園區同樂。

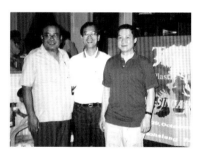

1995 年 10 月 28 日林幸道理事長與泰國 Dr. Prakob Thongphiew（左）、新加坡 Dr. Rexon C.K. Ngim（右）整形專家於高雄 3rd TST 合影。

林幸道致力提升台灣國際聲望，1996 年舉辦第八屆亞太整形外科年會，亞太區包含美國、加拿大、澳洲、紐西蘭、日本、韓國、印度以及菲律賓等國。第八屆是第一次的國際性會議，也是首度由台灣舉辦。當時台灣還沒有高鐵，為了籌辦開會事宜，往往南來北返的時間就得花上一個整天，過程可謂辛苦。當年整形外科醫學會創會伊始，全是北部醫學中心的主任醫師擔任醫學會理事長。林幸道是第一位南部醫院的代表，也從此開始北部醫師往南開會的經驗，促進全台南北雙向交流功不可沒。

第 8 屆理事長（1996-1998）
深耕教育　王先震傳承學術精神

王先震擔任理事長期間致力於教育推廣，像是演講、集中授課，以及帶領手術的教育。王先震認為儘管理事長任期很短，較難規劃長遠的計畫，但不容易的是，每任理事長無不珍惜可貢獻的時光，傳承教育工作不懈，為整形外科的發展盡一份心力。

王先震對於學會的貢獻不僅止於擔任理事長期間，儘管已屆退休之齡，仍心繫學會。繼陳明庭後，由他擔任整形外科雜誌的審稿委員，為投稿會員逐篇撰寫評論。陳明庭對於雜誌的內容要求嚴苛，王先震能獲得陳明庭交棒的肯定，是對其在個人特質與專業能力的雙重肯定。也正因如此一脈相傳的高規格要求，整形外科醫師能夠不停鞭策自我，追求卓越。至今，學會雜誌能屹立不搖，成為年輕整外醫師的學術試金石，陳明庭與王先震居功厥偉，值得後輩敬仰。

第 9 屆理事長（1998-2000）
學會更名　楊瑞永多元創新帶動革新

楊瑞永理事長曾主辦多項國際活動。2000 年舉辦第三屆亞太燒傷國際會議擔任會長，並於任期間著手籌辦 2001 年的亞太整形外科國際會議。在研習方面，1999 年楊瑞永主辦國內首次由美國進口人頭的內視鏡前額拉皮研習會，活動於臺大舉辦，當時多虧有陳明庭幫

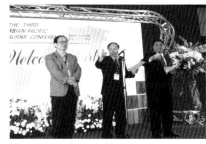

第三屆亞太燒傷會議。

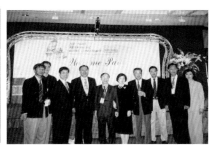

第三屆亞太燒傷會議。

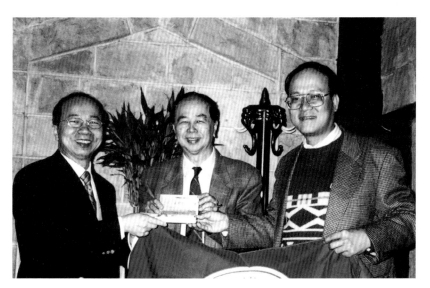

1998 年 11 月 28 日，美外醫學會第三屆大會，（左起）邱浩遠、新加坡整外大老 S. T. Lee、陳明庭。

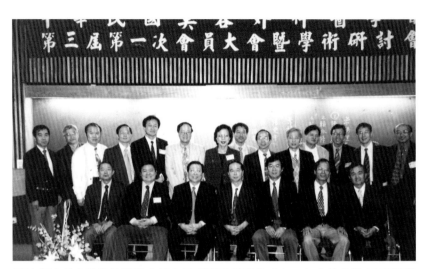

2001 年 1 月 6 日整外醫學會第 9 屆理事長楊瑞永（左一）交接給第 10 屆理事長邱浩遠（右一），中間為第 3-4 屆理事長陳明庭。

忙租借場地，共 48 位會員共襄盛舉，開啓內視鏡美容手術新紀元。今日在內視鏡整形手術大放異彩的醫師，都源自於 1998 年達拉斯首度講習之旅及首次國內研習。

相信今日在內視鏡整形外科大放異彩的吳榮、楊國輝等，都啓發自於 1998 年整外辦理 Dallas 首次講習之旅及 1999 年首次國內研習。

過往理事長人選因年年改選而不同，秘書的辦公場所和學會資料因此必須年年搬遷。當時在陳煥堂秘書長的努力下，醫學會在重慶南路上尋覓到一個永久會址的地點，後來歷經邱浩遠、陳宏基理事

長，進行後續的購買、交屋以及整理等工作，終於在湯月碧理事長任期內完成搬遷的工程。

楊瑞永不僅致力於內部學員的進修成長，更充分強化與外界連結。由張克中理事任召集人成立健保小組，討論修訂與會員息息相關的健保點數及給付相關議題，並且舉辦民眾教育演講，於台北長庚舉辦。由翁昭仁任召集人籌設學會網頁，開啟網頁作業新紀元。由陳恆常任召集人成立資訊小組，拓展國際事務。楊瑞永修改章程及會徽，將中華民國重建整形外科醫學會更名為台灣整形外科醫學會，解脫重建的束縛。

楊瑞永更發揮自己的燒燙傷專長，在張瑞昆復健師的幫忙下，製作一把適合華人使用的疤痕量度尺於年會上分送。楊瑞永任期內為醫學會發展費盡苦心，成功帶動醫學會的許多創舉與革新。

第 10 屆理事長（2000-2002）
培育人才 邱浩遠積極爭取受訓員額

邱浩遠為第十任理事長，在其擔任理事長期間碰上衛生署減少各專科醫師的訓練名額，當時計畫約減少 1/3 名額，因此他負擔起和各醫院的整形外科主任開會協調的任務，討論各醫院整形外科住院醫師的訓練員額量。以醫學中心的角度來看，減少的住院醫師名額，將會產生人力不足的困擾，邱浩遠盡力協調，為各醫學中心盡力爭取受訓員額。

當時醫學會正準備搬遷至台北市重慶南路一段 57 號 7 樓之 10，

永久據點的優點除了可以確定學會辦公的地點，也讓學會能以線上的方式維持營運，為整形外科醫學會的長久發展奠定根基。眾人回憶當初能以如此好的價格買下此優質地段的辦公地點，應多歸功於秘書長陳煥棠的用心奔走。

第 11 屆理事長（2002-2004）
學術無界 陳宏基促進兩岸醫事交流

陳宏基擔任理事長期間，每三個月就安排一個 reading course，探討不同的議題。 陳宏基深信單一醫院無法蒐集到所有案例，唯有透過群聚討論、經驗分享，台灣整形外科發展才能有所突破。陳宏基任內邀請大陸山東顯微手術醫學會來台交流，山東地區自古人文薈萃，文化涵養高，是大陸顯微手術發展首屈一指的重鎮，其系統與美國、日本截然不同，自成一格的手術術式，成果令人驚嘆。陳宏基任內強調互通有無，除積極推動會員赴國外進修，也推廣學員跨院交流制度，包含交換見習或是參與 slide meeting 等跨院討論會都是他努力的方向。

陳宏基肩負整形外科發展責任，他於 2017 年擔任台灣顯微重建外科醫學會第二屆理事長，聯合擔任國策顧問的賴春生向衛福部溝通，希望能讓顯微手術有更加合理的健保給付。顯微手術在部分的傷口照護上，並非必要手術，但卻能使病患獲得更好的治療成果。然而現今健保給付，卻無法支持年輕的醫師從事顯微手術。制度或許無法盡如人意，但陳宏基卻願意善盡前輩提攜後進的這一份責任。

第 12 屆理事長（2004-2006）
專業認證 湯月碧強調整形美容回歸專業

　　隨著醫美風潮興盛，加上健保影響醫界收入，醫師跨專科操作美容整形的行為逐年增加，由於主管機關始終未有相關規範，過低的美容療程價格造成患者手術的風險提高，即使是侵入性治療的整形項目，一樣有他科醫師意圖分一杯羹。

　　根據自由時報 2009 年報導，早先台北市衛生局醫護管理處統計，北市一千兩百三十幾家西醫診所，光是大安區就有兩百六十八家不同科別的診所開設醫學美容療程，進行一般非侵入性但不限雷射、光療等微整形，由於這類療程只要購入設備就可以執行，進入門檻低，從眼科、耳鼻喉科、婦產科、家醫科，甚至小兒科都大舉侵入美容整形的領域。湯月碧擔任理事長期間，就為此推出認證標誌，希望幫助民眾得到真正的專科醫師醫療。

　　根據學會第 12 屆第 13 次理監事會會議記錄中，學會推出的新 Logo 壓克力標誌再開放給開業的會員認購，2006 年 8 月已有 30 多名會員登記購買，以正視聽，杜絕坊間不肖醫師之投機醫療行為。自從 11 月 10 日舉行會員專屬識別標章記者會後，有多個電視節目製作單位與學會秘書處聯繫，希望學會能夠與之合作製作專題報導，以宣導此一標章之代表意義並提供社會大眾做為識別，引起迴響。

展望未來 整形外科醫學會代代相傳守護國人健康

整形外科醫學會的制度發展至今可謂相當健全，學會例行舉辦甄選考試、辦理年會，邀請國際學者演講，每個訓練單位的評鑑，已能屆屆穩定運行。然而台灣外在醫療環境隨著社會巨大的變遷，卻也不停的刺激醫學會得時刻進步。未來健康保險的趨勢、美容醫學可能走向、評鑑政策的變革、新醫療科技的引領、政府相關法規的更動，以及歐、美、日、韓、中整形外科的發展等等，在在牽引著會員的權益。醫學中心的整形外科醫師面臨密集的評鑑制度與人才流失困境，開業的整形外科醫師碰上如浪潮般加入醫學美容市場的其他醫師。醫療工作環境的壓力之大，到達前所未有的高峰點。整形外科醫學會肩負會員期待，面對與過去截然不同之挑戰，亟待未來的理事長能改革創新，秉持過往一貫的立場，以病人安全與福祉為第一優先的考量；提供社會大眾最優質與先進的服務；耐心溝通與宣導，盡心承擔社會的期許；以及因勢利導，幫助國家社會走向健康的未來，代代傳承整形外科不畏艱難的傳統精神。

第 13 屆理事長（2006-2008）
深耕教育 莊垂慶首開醫學再教育研習會風潮

莊垂慶理事長有感於學問一直在進步，精進及創新。教科書也不停更新，從老師所學的知識及技術已不敷所用。他深知討論才能發

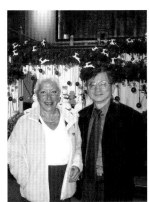

2007 年整外醫學會年會上
與美國老師Prof. Julia K.
Terzis 合影。

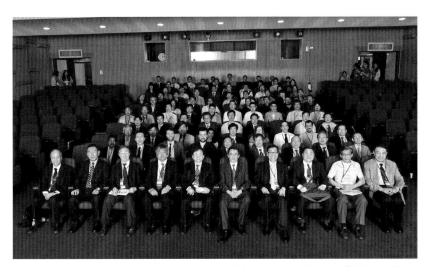

2014 年 12 月 27 日台灣顯微重建外科醫學會於台
大兒童醫院舉辦成立大會。

2015 年 5 月 8 日台灣顯微重建外科醫學會於台大國際會議中心舉辦第一屆第一
次會員大會。

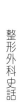

現問題的癥結點，亦是研究學問的動力，因而在醫學會首創引進美國 ASRM (American Society For Reconstructive Microsurgery) 年會以及 PRS 雜誌所常用的 CME (continuing medical education) 會議模式。研習會每三個月一次，於週六下午在北榮外科部會議室舉行，由不同醫學中心輪流主持，包括燒傷和疤痕、傷口癒合、顱顏重建、顯微手術、整形手術以及和醫療糾紛有關的主題，實用議題獲得熱烈迴響。莊垂慶卸任後，接任第十屆手外科醫學會理事長，也將 CME 理念用於手外科醫學會，每三個月在台大醫院整外會議室 9D 舉行，至今仍持續進行。莊垂慶首開的 CME 研討模式，成為學會重要的進修課程，對學員及會員的再教育具有極正面的功效。莊垂慶並在 2015 創立台灣顯微重建外科醫學會，擔任第一任理事長，陳宏基醫師是第二任理事長。

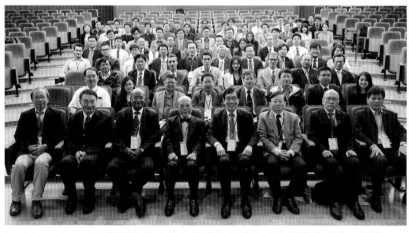

2016 年 11 月 5 日台灣顯微重建外科醫學會於花蓮慈濟醫院舉辦第一屆第二次會員大會。

第 14 屆理事長（2008-2010）
不畏挑戰　賴春生以堅毅精神帶領學會成長

　　賴春生擔任理事長期間，因為開始實施畢業後一般住院醫師的 PGY 訓練，所有專科醫師都要減半，整形外科將會只剩 11 位員額資格。事實上在各大醫院，整形外科的急診刀數目都是數一數二的多，在整形外科住院醫師員額大幅驟減的情況，將會嚴重影響到醫院的運作。賴春生親自到衛生福利部與當時的石崇良處長溝通，在他的努力下，所幸名額未被減半。對整形外科醫學會來說實是一場有驚無險的一役。

　　賴春生代表台灣到智利參加國際整形外科醫學會會議，不過當時因為政治關係，台灣差點無法進入會場，所幸當時韓國、日本、印尼都紛紛替台灣發聲，才替台灣留下一席之位。這多虧台灣全體醫師的共同努力，以高超的醫療技術實力，共同捍衛台灣的國際地位。

第 15 屆理事長（2010-2012）
數位連結　陳天牧強化線上交流

　　陳天牧擔任理事長期間，由陳錫根出任秘書長，從旁協助會務推動。陳天牧在實體活動方面，加強與美容外科醫學會的合作，減少重複活動的數量，並且舉辦線上會議、改善學會網站，實際幫助整形外科醫師能夠以更有效率的方式進修。

2012 年與美國整形外科醫學會簽訂合作備忘錄。美國整形外科醫學會是世界的翹楚，共有超過五千位整形外科醫師，是世界上規模最大、歷史最悠久的整形外科組織。美國整形外科醫學會年會上發表的都是全球最新的技術，當時僅和 14 個國家簽約，甚至安排台灣醫師的專屬發表時段。陳錫根認為能有這樣的成果應歸功於台灣的整形外科前輩們將專科分科的概念帶進台灣，訓練制度都走美式體系，有效促進台灣整形外科接軌國際。

　　陳天牧曾分享，他的恩師黃宗哲教授長期以來，對台灣年輕整形外科醫師的指導不遺餘力。黃教授主要服務於德州大學醫學院及國際知名之兒童燒傷中心，貢獻他精湛的醫術以及無償醫治弱勢兒童。他並曾經多次擔任長庚、三總、左營海總的客座教授及手術示範，參與過的醫師皆感到獲益良多。黃教授並以父親黃明徵醫師為名，捐款台灣整形外科醫學會，成立獎學金，提供每年整外雜誌投稿為前三名的年輕醫師獎學金，鼓勵大家積極發表論文。

第 16 屆理事長（2012-2014）
國際交流 李經維廣邀國際學者共襄盛舉

　　2014 年 12 月，李經維於成大醫院重新繼續舉辦台灣、新加坡、泰國三國會議 (TST meeting)，廣邀歐、美、日、韓、中亞、東南亞等 12 國的知名專家演說，使得國內同僚可以親炙大師級的風範，拓展視野，同時也增添台灣整形外科在醫界、學界的能見度與影響力。2016 年三月輪到泰國接手，泰方大會主席 professor Apirag

Chuangsuwanich 遂提出邀約，延請相關國家的代表人員前往，此行除發表兩篇演說而外，李經維在與會第二天晚間的大會晚宴上，得能代表我國，在開場的首要時機獲邀上台致詞，得到熱烈迴響；此舉對於國家形象彰顯與能見度增加，皆有相當助益。

　　李經維身體力行、積極參與國際活動的努力不僅如此。李經維曾赴美、歐洲及亞洲各地，參與多場國際研討會議，吸取最新觀念技術的發展。2014 年美國整形外科醫學會年度大會，帶同 51 位台灣整形外科同仁赴會，在會中開闢台灣專題討論論壇 (Taiwan Section)，使我國國旗能在大會官網呈現。李經維積極爭取參與國際會議，除了認識不同國籍的醫療專家，並對於法規醫學倫理、經營理念、競爭行業的相處、醫療廣告規範的陳述，多方了解與借鏡，有助於在國際交流時，援引案例，締造更強的說服力。

　　李經維重視會員專業能力的強化，針對整形外科專科住院醫師訓練 RRC 之內容擬定，秉持「最好的醫德，就是良好的醫術」之理念，全力促進專業能力之成長 。 利用學會的力量，鼓勵各機構提供手術說明書既有版本，互利共享，讓各訓練中心均得以建構手術說明書的檔案庫，達成醫病共享決策目標。利用教學研討會的機緣，與其他專科交流合作，汲取彼此經驗與特長，擴增學會同仁的觸角與知能範疇。建立全國連線進行教育會議制度，改變過去必須舟車勞頓，南來北往的困境，改在全國選定北、中、南、東四個定點會場，連線進行教育會議，讓在職教育更為人性化，便利全體會員知識分享。在李經維的努力下，形塑整形外科醫學會成為知識共享的學習型組織。

第 17 屆理事長（2014-2016）
開放胸襟 馬旭凝聚眾人努力促進交流

馬旭在國際事務上，承襲過去努力，使學會與美國整形外科醫學會的結盟互動更為穩固。2016 年 International Confederation of Plastic Surgery Societies (ICOPLAST) 成立，台灣名列創始會員國之一。此外，馬旭也加強了與歐、日、韓等國的交流，希望能增加會員、學員們擷取跨國國家經驗的機會。

2016 年，馬旭在林志鴻副院長、彭成康主任、李俊達主任、楊永健主任與林有德主任的共同努力下，聯合胸腔及心臟血管外科學會在慈濟舉行了一場模擬手術聯合課程。過往這類手術都由各醫院聯絡舉辦，這是首次由整形外科醫學會出面舉辦，因此可以使各個訓練醫院都共同參與，擴大學習成效。透過無語良師的教導，造福未來的病患，對於異體組織移植在臨床上全臉及全手移植手術等應用都有諸多貢獻。

第 18 屆理事長（2016-2018）
國際交流 陳建宗與國外協會簽訂多項合作備忘錄

陳建宗理事長積極推動和國外整形外科協會合作及國際醫療的交流，持續與美國整形外科醫學會合作，每年都有台灣會員名額投稿於美國整形外科醫學會年會 e-poster。2017 年跟韓國整形外科協會

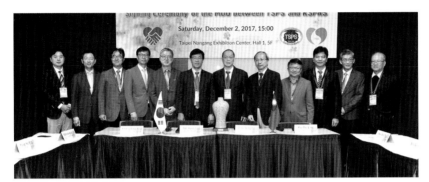

2017 年 12 月 2 日台韓整形外科 MOU 簽約。

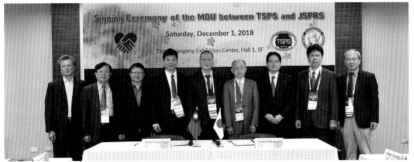

2018 年 12 月 1 日台灣整形外科醫學會與日本形成外科醫學會簽訂 MOU。

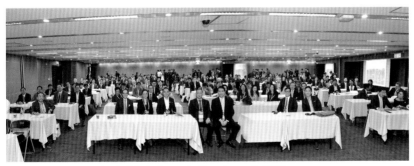

6th WAPSCD & 2018 APPRS & Annual Meeting of TSPS。

簽訂合作備忘錄，以及與國際美容整形外科學會 (ISAPS) 簽訂合作備忘錄，2018 年 12 月與日本整形外科協會簽約，加強包括研究員互訪、整形外科雜誌互相邀稿等學術交流；2018 年底舉辦亞太整形外科研討協會，期望藉由學術深度交流可以成立亞洲整形外科聯盟。

此外，為加強內部溝通與連繫，全面更新台灣整形外科醫學會的網站，還建置了學會官方 Line@，在 2018 年 4 月上線、推播訊息，讓會員可以更即時看到最新消息，強化未來會員間的數位交流。

第 19 屆理事長（2018-2020）
推廣公益 陳錫根全方位推展整形外科

陳錫根理事長在既有的基礎上繼續全方位推展整形外科醫學會，包括與簽有合作備忘錄的美國、日本、韓國在友誼基礎下繼續學術交流，組團參加 ASPS、JPRAS、KPRS 年會並發表論文。此外，台灣與美國整形外科年刊 (Annals of Plastic Surgery) 合輯的 SCI 專刊繼續出刊，每年由會員投稿、台灣自行審查的 20-30 篇論文刊登在 APS，獲得極大認同與讚賞。

近年來大陸整形風氣漸盛，由於人口眾多，整形的水準也因此快速發展，學會中有不少會員也在大陸行醫，促成了兩岸間的交流。六月初在高雄舉辦的海峽兩岸整形高峰論壇，十月杭州舉行的全球華裔整形會議，學會都積極參與協辦，有助於兩岸學術的發展。

在教育傳承方面，重視繼續教育，每季採視訊方式推廣繼續教育，九月將舉辦 Perforator Symposium, 十月在慈濟大學舉辦大體老師模

擬手術教學，2020 年初將在彰濱秀傳舉辦內視鏡模擬手術教學，推廣教育不餘遺力。此外，整形春秋雜誌的創立，為會員開創另一個行銷、廣告、衛教、知性、休閒的天地，雜誌每季出刊，除了有紙本刊物也有電子版以便閱讀。

陳錫根更是不遺餘力推廣公益，發揮愛心並強化整外醫師的形象，與義大整外合作愛心捐款到六龜育幼院，並每年與幼童同歡。四月也與勵馨基金會合作「大手擁抱小腳丫」計畫，送愛認養勵馨小腳丫。陳錫根期盼藉由這樣的拋磚引玉，讓更多的社會大眾看見，整形外科醫師不只是醫療專家，也願意奉獻與付出，讓社會充滿愛心與關懷。

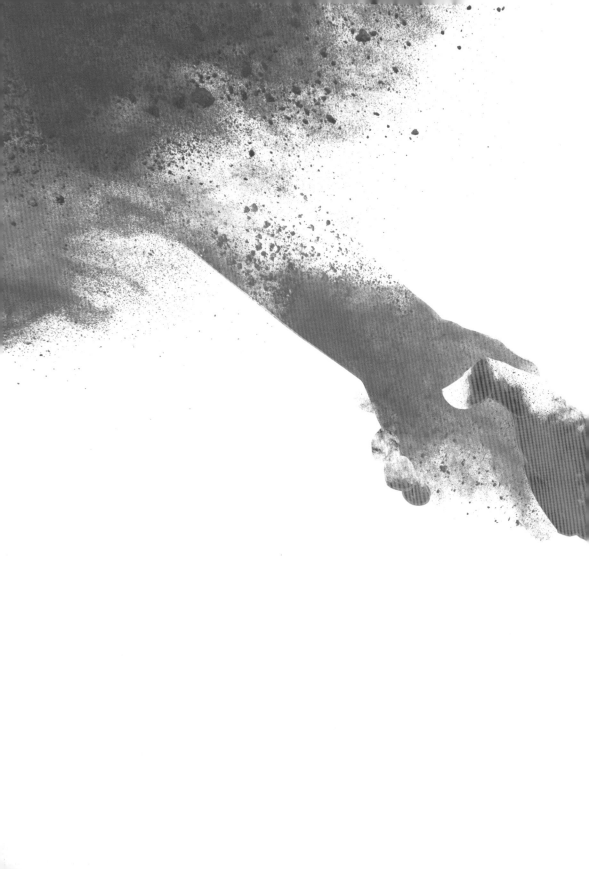

第4章
編輯後記

台灣整形外科未來發展

台灣的整形外科走過播種、發芽、開枝期，從零開始，在前輩的拼搏下，成為如今具備堅實基礎的專科系統。從「兩大系統、三個源流」脈絡中，延伸出全台 18 間具備整形外科訓練資格的醫院，在40 年間，訓練、培育出數百名整形外科醫師。40 年前，台灣的醫師要進修整形外科專業，一定要到國外受訓，如今，則有多國醫師來台受訓。台灣整形外科的實力，可說是享譽國際，備受矚目。

耀眼成功背後，往往伴隨著更大的挑戰，隨著社會環境的變遷，包含法規制度、醫病關係以及科技發展等因素的改變，如今整形外科醫師所要面臨的挑戰可謂日益複雜。儘管如此，整形外科醫師只要能受訓完成，發展的前景都備受看好，整外專科醫師訓練員額因此依然搶手，為了得到訓練的機會，常出現需要排隊超過兩、三年的情況。

而整形外科近年如此熱門的原因，一部分來自於醫者對於出眾技術的嚮往，一部分的原因來自社會對於外表的追求程度逐步提升。民眾對於整形的需求從過去隱晦不可提的秘密，逐漸改變，至今甚至有明星願意大方分享自己整形的經驗。然而事實上，許多可投入心力鑽研美容整形的經營者，皆是來自於未經過正統整形外科專科訓練之醫師。因為整形外科實在不是個「輕鬆」的科別，正統整形外科專科訓練需要經過多個領域的密集訓練，單一個領域的基礎功夫就必須下足苦心。也因此，整形外科住院醫師的高工時在各科中，

可謂「翹楚」。近年來在醫改會及醫勞團體不斷的呼籲下，政府終於同意於 2013 年開始將住院醫師工時列為醫院評鑑的試評項目，也從此處可看出整形外科醫師之忙碌。

2014 年醫學中心住院醫師執勤時數資訊調查表中，14 家整形外科專科訓練教學醫院內有超過 8 間醫院，整形外科住院醫師單週執勤平均時數超過 90 小時。其中 5 家的值勤平均時間甚至高達 96 至 99 小時，也就是說，縱然連續工作七天不間斷，每天仍需工作約 14 小時。整體而言，整形外科的平均工時，僅「輸」給神經外科，堪稱「全院第二忙」的專科。

這樣高工時的血淚背後來自於整形外科的工作特性，也是一位整形外科醫師職責所在。急診室中外傷以及燒燙傷病患的人數都是不可預期，而且病患的生理情況每秒都在變化，燒燙傷救治需與時間賽跑，掌握黃金 72 小時治療時間，因此整形外科醫師的工作，根本不可能在該下班的時間說停就停。更別提一旦有爆炸與火警等大型意外事故，造成大量燒燙傷病患時，全院醫療人員總動員時，對燒燙傷最熟悉的整形外科醫師更是必須挺身而出，坐鎮第一線。

至於可預先安排的手術往往也必須與其他科別醫師搭配進行，「撿尾刀」的整形外科醫師勢必得奮戰到最後一刻。以口腔癌重建等顯微重建手術為例，其他科醫師完成切除手術後，整形外科醫師時常從下午一路開刀到晚上甚至凌晨，才能將病患的血管與神經一條條縫合回正確的位置，並且完成軟組織的重建，平均一個手術要費時八小時，耗費醫師人力至鉅，而為了病患的安全，手術必須連貫進行，無法暫停，因而導致整形外科的工時過長。許多投身整形外科

的醫師，即使知道此條道路之艱辛，仍秉持著醫者仁心的精神，將病患的權益擺在第一順位，救死扶傷、延續生命，縱然必須犧牲個人的健康，也要使病患得到即時專業的醫療救治。

如今出現不少將住院醫師納入勞基法的聲浪，然而一旦限制工時後，整形外科人力缺口的問題將更加嚴峻。如何因應社會醫療需求、兼顧醫師人權，合理編制整形外科專科訓練員額的數量，將是政府的重要任務，整形外科醫學會也扮演居中協調的要角。

整形外科專科醫師完成住院醫師訓練之後，有如一顆初出鑽礦中的鑽坯，無論是選擇到大型醫院執刀或是獨立開業，只要肯努力、能用心，經過短則五年、十年，長則二十年、三十年歲月的累積與琢磨，終究能散發出獨特耀眼光芒。縱然有些人天賦異稟，在年幼時即能達到令人歎為觀止的表現，然而要能真正有所成就，還是需透過日積月累的努力。作家格拉德威爾在《異類》一書中提到的「一萬小時定律」指出：「人們眼中的天才之所以卓越非凡，並非天資超人一等，而是付出了持續不斷的努力。一萬小時的錘煉是任何人從平凡變成超凡的必要條件」。按比例計算就是如果每天工作八個小時，一周工作五天，那麼成為一個領域的專家至少需要經過五年的時間努力不懈。

整形外科的領域相當寬廣，從顱顏到顯微手術，從美容整形到微整形治療，涵蓋多元的發展方向、豐富的題材可發揮，尤其是，30多年來隨著科技的進步，許多先賢傾其畢生心血，所發展出整形外科重建與美容的創新概念與精湛手術技巧、以及支援各醫學專科之間的救援系統（intersectional service），是醫學體系中極為重要、

彌足珍貴的經驗傳承與知識瑰寶。

　　觀察整形外科醫師如何追求卓越，當有不忘初衷的本色，刻苦磨練專業功夫、進修學習不遺餘力、同儕教學相長、論文發表當仁不讓，秉持持續精進之精神，追求專業服務以及創造無可比擬的價值為目標，方能達成爐火純青之境界。而在醫美熱潮逐漸退燒，整形外科與醫學美容的戰爭進入拉鋸戰之際，能否逐一收復失土，端看整形外科醫師能否團結一氣，共同發揚整外的醫學倫理與專業能力，齊心成就下一個精彩的四十年。

　　《整形外科史話》一書，記錄下長達半世紀、超過18間醫院的台灣整形外科故事，橫跨範圍之廣，遠超原先預期，回溯時光，許多史實不復記憶，拼湊費時。然而，製作團隊抱持著對台灣整形外科篳路藍縷開創出醫療奇蹟的敬佩之情，克服各種困難，透過實際採訪的第一手口述資料，逐字編輯成書，著作過程為求內容專業嚴謹，更是盡心竭力。

　　1964年起，有四位醫師分別赴美接受整形外科專業受訓，回國後齊聚在馬偕醫院，開啟台灣整形外科的發展扉頁。或許他們不曉得，在飛機起飛的這一刻，台灣整形外科的歷史將從此不同，五十年後當我們回顧這段歷史，卻會發現，他們的個人決定，或許最初渺小只有如一隻蝴蝶揮動翅膀，但卻帶來了巨大的世界級蝴蝶效應。這四位前輩在服務病患的意志力驅動下，透過教學傳承、代代相傳，撐起一片天空，如今的整形外科醫學會已有超過七百位會員。在五十年後，七百位會員將產生何種倍數效果，想必更是另一番局面。

　　專書製作過程中遭遇諸多困難，第一個困難是，「資料搜集不易」。整形外科職業志在挽救生命，時間分秒必爭，在繁重的手術、會議與進修之餘，全科系要能撥空定期相聚合照可說是殊為不易，透過此次出版機會，促成不少醫院再次合影，保存下珍貴的歷史資料。此外，為求能透過第一手資料更真實記錄下整形外科故事，全書訪談對象皆為整形外科醫師，編輯團隊花費諸多時間、心力邀約聯繫，再加上為台灣整形外科發展締造重大貢獻的醫師為數眾多，絕對無法全數採訪完成，只能盡力而為。

　　第二個困難是，「專業知識的理解與統整」。四十年來，台灣整

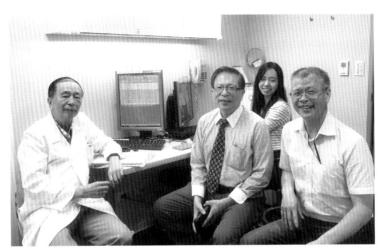

《整形外科史話》編輯團隊在國泰醫院診間完成採訪。左起陳明庭血管瘤基金會董事長陳明庭、執行長呂旭彥、有故事行銷經理鍾佳陽及執行長邱文通。

形外科歷經傷口照護、先天性缺陷矯治、手外科、傳統皮膚皮瓣移植、肢體顯微再接手術、雷射手術、顯微皮瓣移植重建、顱顏重建美容手術、軀幹輪廓整形、顏面美容手術、填充物及肉毒桿菌素治療的源起，加上日新月異的技術突破與創新，進入美容醫學的新世紀，更是再造巔峰。全書力求正確還原整形外科技術發展的歷史核心脈絡，使年輕醫師能透過此書一窺台灣整外專業發展的演進，因此全書的每篇章節皆經過至少三位整形外科醫師逐字、逐句審核校正。

　　第三個也是最難的挑戰即是，「史料錯過即難以追溯」。儘管整形外科歷史與其他科系相比較為年輕，但終究歷經四十餘年的漫長

歲月，最初投身於此領域的醫師或已退休、或已離世，甚至部分醫師無從聯繫，此部分有幸得陳明庭教授在各方面加以提點，才能藉以拼湊回當時的點滴時光，延續、傳承台灣整形外科開路先鋒的故事。

以上難點，雖然對於製作團隊殊感不易，但有幸在出版過程中，承蒙多位貴人相助，不吝提供協助，包含各醫院之秘書、助理、公關們熱情協助整理照片、標記圖說、校正對稿；多位整形外科醫師親自撥冗接受採訪，談及興起，甚至長達三個小時以上；一年多來，專業文稿有賴呂旭彥執行長全程參與，每週一的下午親自逐字校對，不遺餘力；故事文稿則由有故事邱文通執行長親自監督，擔任總編輯，與呂執行長接力逐字潤飾，還有林姁聿、詹佳惠協同追蹤修訂、賴婉玲進行通路發行計劃，以及多位編輯助理協同整理逐字稿，方能有此本專書著作產生。

儘管著作過程不易，但在採訪過程，卻能有幸一聞許多珍貴值得記錄的故事，醫師一職天生必備高度的使命感，他們以病患的健康為優先的精神，自願犧牲個人的娛樂、休閒，甚至基本的飲食、睡眠時間。訪談此書過程，深切感受整形外科能成為一個改變別人生命的科別，是來自於他們全心投入所成就的。或許就是這樣的使命感與奉獻精神，造就出令人歎為觀止的台灣醫療奇蹟。

在本書付梓之際，2018 年 10 月 27 日陳明庭教授榮獲醫療奉獻獎，正值美容外科醫學會期間，消息瞬間傳遍會場，全體歡欣鼓舞，與有榮焉，為整形外科同仁注入了一劑強心針。

透過橫跨 18 間醫院醫師的口述資料中，我們拼湊出全台灣整形外

科歷史發展的輪廓，從整外的歷史故事中，不僅能瞭解台灣整外的專業醫療知識，更能一窺台灣政治、社會、文化變遷的脈動。更重要的是，從這些開創台灣醫療奇蹟的前輩身上，看見堅持專業的態度以及令人動容的奉獻精神，堪稱為台灣醫療的瑰寶與典範。整形外科史話，可說是目前全台灣唯一一本，集結台灣整形外科半世紀奮鬥心血的歷史書籍！

（採訪撰稿　鍾佳陽）

感謝名單

受訪整形外科醫師：

王先震 · 呂旭彥 · 李俊達 · 邱浩遠
李經維 · 林幸道 · 林煌基 · 林靜芸
唐友文 · 陳天牧 · 馬　旭 · 陳宏基
陳明庭 · 陳杰峰 · 翁昭仁 · 陳建宗
陳昱瑞 · 陳錫根 · 郭耀仁 · 張立言
張長正 · 莊垂慶 · 彭人楚 · 彭成康
馮冠明 · 游家孟 · 黃國峯 · 董光義
楊　振 · 楊國強 · 楊瑞永 · 蒲啟明
鄭勝峰 · 歐令奮 · 歐聖運 · 賴春生
戴浩志 · 魏福全 · 簡雄飛。

（按姓名筆畫排序）

再次誠摯感謝所有受訪者、協助者以及製作團隊中的每一位成員，為此書出版所盡之一切努力。

創始會員名冊

身　　　份	姓　　　名
名譽會員	施純仁・洪啟仁・許書劍 羅慧夫・盧科思・黃宗哲
榮譽會員	張寬敏・張中序・蔡裕銓
創始會員 （號碼：001 至 058）	方榮煌・王先震・印志弘 池明仁・邱浩遠・呂台瑞 呂旭彥・李治華・李偉卿 林佐武・林幸道・林秋華 林崇義・林煌基・林靜芸 宣以理・陳明庭・陳宏基 陳昱瑞・陳添興・陳煥棠 陳錦時・梁貫宙・曹賜斌 翁昭仁・連傑權・湯月碧 許郡安・許義郎・楊　振 楊效誠・楊瑞永・楊錦江 張士人・張克中・莊垂慶 萬漢雷・蔡國陞・蔣曉山 劉宏川・劉國威・歐聖運 蕭正偉・魏福全・龍宜台 賴春生・蘇崇堯・張錫勳 林永濤

※ 依會員號碼排序

國家圖書館出版品預行編目（CIP）資料

整形外科史話 ／ 陳明庭，呂旭彥作. --
第二版. -- 臺北市：有故事，2020.2
面；　公分
ISBN 978-986-95921-5-4（精裝）
1. 醫學史 2. 整形外科 3. 臺灣
410.933　　108022432

整形外科史話

發 行 人	財團法人陳明庭血管瘤基金會
作 者	陳明庭・呂旭彥
照片提供	王先震・呂旭彥・李俊達・李經維
	林幸道・林靜芸・唐友文・馬 旭
	陳宏基・陳明庭・陳杰峰・翁昭仁
	陳建宗・陳昱瑞・陳錫根・郭耀仁
	張長正・莊垂慶・彭成康・馮冠明
	黃國峯・董光義・楊 振・楊國強
	楊瑞永・鄭勝峰・歐聖運・賴春生
	戴念梓・戴浩志・魏福全・簡雄飛
	（按姓名筆畫排序）

總 編 輯	邱文通
採訪撰稿	鍾佳陽
封面設計	純青國際設計有限公司
美術設計	有故事股份有限公司
文字校稿	林姮聿・詹佳惠
行銷企劃	賴婉玲
資料彙整	楊婷文・陳品瑜・林庭羽・黃莞筑
	王秋玲・楊尚潔・吳 柔・江岱恩
	陳亮宇・劉 靜・鍾建陽・林詠琪

出 版 者	有故事股份有限公司
地 址	台北市信義區基隆路一段 178 號 12 樓
印刷製版	文聯實業有限公司

出版日期	2020 年 2 月第二版第一次印行
定 價	660 元